하이키

키와 성조숙증에 대한 명쾌한 해답

하이키

박승찬·이재준 지음

국내 최고 전문가의
30년간
임상 경험과 노하우

애플씨드
APPLE SEED

Letters from Mothers

수많은 편지가 하이키한의원에 도착합니다.
그 속에는 자녀에 대한 사랑과 미안함, 치료에 대한 감사함이 뒤섞여 있습니다. 엄마들이 안심할 수 있도록, 아이들의 꿈과 희망을 지켜줄 수 있도록 그들의 손을 잡아주고 싶습니다. 엄마들의 마음이 담긴 편지 내용은 하이키한의원 홈페이지에서 직접 확인하실 수 있습니다.

To. 하이키한의원

초등 2학년 딸, 가슴 변화로 걱정했어요.

어린 딸의 가슴이 나와 보여 놀란 마음에 종합병원 성장클리닉에서 검사를 해보니 뼈나이가 2년이나 빠르고 성호르몬 수치가 높다고 하셨어요.
호르몬 주사를 결정해야 하는 상황에 너무 고민이 되었어요. 그 무렵 인터넷 검색으로 하이키한의원을 알게 되었고 3학년 봄에 처음 방문하게 되었네요.
선생님께서 처방해주신 약을 꾸준히 먹고, 먹으면 안 되는 음식들, 매일 줄넘기하기를 꼭 지켰어요. 점차 효과가 나타나더라고요. 드디어 1년이 지나 병원에서 검사를 해보니 놀랍게도 성호르몬도 성조숙증에서 이른 사춘기에 해당하는 수치로 변했어요. 앞으로도 꾸준히 관리하고 치료해주는 것이 엄마인 제 역할 같아요.

http://highki.com/

To. 하이키한의원

아들의 꿈을 지켜주지 못할 뻔했어요!

저희 아이는 만 14세에 키 172cm였지만 야구선수가 꿈이었던 터라 더 크고 싶다는 열망이 강했어요. 저는 애 아버지가 189cm였기에 아들도 무난히 아버지 정도는 크리라 안심하고 있었지요. 하지만 어느 순간 아들의 키 성장이 더뎌지자 걱정이 되어 하이키한의원을 찾았습니다. 성장기 남아는 평균적으로 만 12세에 사춘기가 시작되어 3년의 급성장기를 거친다니, 제 아들은 성장이 거의 끝난 시기였습니다. 운동, 영양 상태, 생활습관 모두 완벽하다고 생각했는데, 엄마인 제 자만이었습니다. 한약을 복용하면서 한의원에 꾸준히 내원해 물리치료와 성장 마사지, 성장침 치료를 받았습니다. 현재 제 아들은 성인이 되어 프로 야구 선수로 활발히 활동하고 있습니다.
제 아들의 최종 키는 185cm입니다.

왜 이제야 알게 되었을까요? 아이에게 미안해요.

워낙 밥도 잘 안 먹고 잠도 잘 못 자는 아이여서 키가 작은 건 당연하다고 생각했던 것 같습니다. 먹는 거라도 잘 먹을 수 있게, 잠이라도 충분히 잘 수 있게 하고 싶어서 하이키한의원에 오게 되었습니다. 원장님의 진료 후에 먹는 약과 마사지 치료를 병행하면서 음식도 골고루 잘 먹게 되었고 잠도 어렵지 않게 잘 자게 되었습니다. 전자파가 성장에 방해가 된다고 하셔서 밤 9시부터는 스마트폰을 꺼두고 권해주신 줄넘기를 꾸준히 하는 등 지금까지 계속해서 키 성장을 위해 열심히 노력하고 있습니다. 하이키한의원을 좀 더 일찍 알았더라면 아이가 좀 더 많이 클 수도 있었을 것 같아 아쉽습니다. 지금은 스마트폰 사용 시간도 줄고, 운동은 많이 하고, 골고루 잘 먹고, 푹 자면서 잘 자라고 있어 너무 다행입니다.

중1, 137cm. 엄마인 제가 죄인이었습니다.

걱정이 이만저만이 아니었죠. 가방을 땅에 끌고 다니는 것 같아서 늘 안쓰러웠어요. 지인의 아이가 한의원에 치료를 받고 키가 많이 자랐다는 이야기를 듣고 당장 하이키 한의원으로 달려가 상담을 받았어요.
하이키한의원에서는 제 딸이 성장판이 아직 열려 있는 상태고 뼈 나이가 한 살 정도 어려 크게 걱정하지 않아도 된다고 용기를 주셨어요. 제가 키 작은 설움을 뼈저리게 겪어온 터라 학원에 보내면서도 8시 전에 집에 보내 달라고 해서 철저하게 약을 챙겨 먹이고 패치도 붙이고 칼슘제도 먹이며 일찍 재우려고 노력했어요. 공부는 나이 들어도 할 수 있지만 키는 때를 놓치면 평생 후회할 것 같아서 키 크기에 매달렸지요. 그랬더니 1년에 7cm씩 3년을 자라더니 158cm가 되었어요. 고3까지 4cm가 더 자라서 현재 162cm가 되었지요. 예쁘게 잘 자라서 지금은 호주로 유학을 가서 열심히 공부하고 있어요.

호르몬 주사보다 하이키한의원을 선택하길 잘했어요!

처음 병원을 찾았을 때, 10세 때 125cm였던 우리 딸! 키가 또래보다 작아서 초경을 일찍 시작하리라고는 생각지도 못했습니다. 그런데 3학년 여름에 가슴 쪽에 살이 오르기 시작했고, 살이 오르면서 키가 크겠지라는 생각과 달리 키가 그리 자라지 않아 병원에서 호르몬 수치 검사를 하게 되었습니다. 결과는 너무나도 충격적이었습니다. 여성호르몬 수치가 높아 4학년경에는 초경을 할 것이라고 했지요. 병원에서는 성장호르몬 주사와 여성호르몬 주사를 함께 맞는 것을 권유하셨습니다. 그러나 아이에게 매일 주사를 맞게 하는 힘든 과정을 겪게 하고 싶지 않아 알아보던 중에 하이키한의원을 찾게 되었습니다. 현재 1년 6개월이 지났지만, 아직 초경을 시작하지 않았고 아이에게 꼭 맞춘 성장한약과 성장침 등으로 꼼꼼히 관리해주셔서 현재는 키도 10cm 이상 잘 자라고 있습니다. 예쁘게 자랄 아이의 모습이 너무나 기대됩니다. 감사합니다.

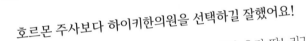

하루하루가 키를 위한 골든타임인 우리 아이들에게

"올바른 성장 정보로 자녀의 키를 되찾아 주세요."

잘못된 식습관으로, 성조숙증으로, 타고난 허약체질로 키가 클 시기를 놓치고 있는 아이가 많습니다. 키 성장이 멈추고 있다는 현실과 마주한 엄마들은 뒤늦게 가슴을 치며 죄책감에 빠집니다.

소중한 내 아이가 건강하게 잘 크는 것은 모든 엄마의 가장 큰 소망입니다. 또한, 엄마들의 가장 무거운 책임이기도 합니다. 하지만 엄마들도 성장에 대해 잘 알지 못합니다. 어르신들의 육아법은 더욱 척박해전 요즘 환경과 맞지 않습니다. 인터넷에는 정보가 넘쳐나지만, 무엇이 정확한 정보인지 알 수 없습니다.

오늘을 사는 우리에게 키는 단순한 외모 이상의 의미입니다. 키는 대인관계에서 중요한 첫인상과 안정적인 성장 환경의 기준으로 평가받게 됩니다. 특히 신장기준이 있는 분야에서는 아이의 꿈을 가로막는 큰 벽이 되기까지 합니다.

그렇다면 성장이란 무엇일까요? 성장은 뼈의 길이가 늘어나는 것을 말하며, 근육, 체격, 몸속 장기가 커가는 것을 통틀어서 말합니다. 성장을 이루는 요소가 많은 만큼 성장에는 많은 변수 요인이 존재합니다. 보통 사람들의 오해와 달리 키에 작용하는 유전적 요인은 23%에 불과합니다. 키가 자라는 배경에는 후천적 환경 요인이 더 중요하다는 의미입니다. 다시 말해, 부모가 큰 키를 가졌더라도 아이 또한 큰 키로 자라리라 안심할 수 없고, 부모가 작은 키를 가졌더라도 아이는 큰 키로 자랄 수도 있다는 말이 됩니다. 아이가 자라는 동안 엄마가 꾸준히 성장에 관심을 가지고 알아가야 하는 이유가 여기에 있습니다.

이 책은 자녀의 작은 키 때문에 늘 자녀에게 미안한 엄마들의 마음을 위로하고
그동안 찾기 힘들었던 성장에 대한 정확한 정보를 전달하기 위해 만들었습니다.
성장 전문치료를 체계화한 하이키한의원만의 28년 임상 경험과 노하우를
충실하게 담았으며, 최근 큰 문제로 떠오르고 있는 성조숙증에 대한 속 시원한
예방적 치료법과 본격 치료법을 중요하게 다루었습니다. 또한, 성장 마사지와
성장 체조, 건강 밥물 레시피 등 누구나 쉽게 따라 해볼 수 있는 알찬
정보까지 아낌없이 전하고자 하였습니다.

이 책에 실린 내용이 소중한 우리 아이들의 행복과
건강, 꿈과 희망을 지켜주는 나침반이 되었으면 하는
바람입니다.

박승찬
하이키한의원 네트워크 대표

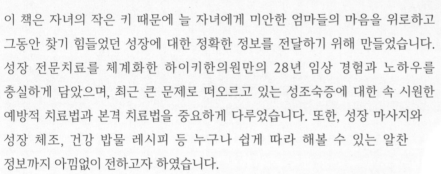

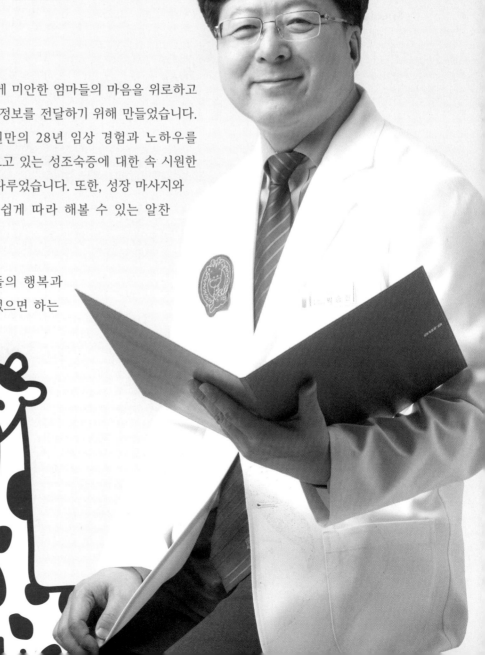

목 차

Special
- 엄마들의 편지 후기   4

발간사
하루하루가 키를 위한
골든타임인 우리 아이들에게   6

Part. 1 성장   10
- 올바른 성장이란   13
- 우리 아이 얼마나 클까   17
- 성장에 영향을 미치는 요소들   18
- 우리 아이, 잘 크고 있는 걸까   21
- 성장호르몬 치료, 해야 하나   23
- 한의학에서 풀어놓는 성장 해법   25
- 하이키한의원 성장종합검사   28

Part. 2 영양   30
- 아이들의 식습관 진단   33
- 성장에 필요한 균형적인 영양 섭취   36
- 성장에 꼭 필요한 영양소   38
- 인체를 구성하는 영양소   40
- 성장기에 힘을 더하는 음식과 식습관   44
- 성장을 방해하는 음식과 식습관   45
- 성호르몬을 자극할 수 있는 식품들   46
- 성장에 필수인 우유   47
- 성장에 빨간불 켜는 콩   50
- 성장에 방해만 되는 사골국   51
- 때로 안 먹이는 것만 못한 잡곡밥   52
- 엄마의 요리를 망치는 요소들 : MSG&소금   53

Part. 3 성장 골든타임   58
- 키가 크는 데는 골든타임이 있다   61
- 소아청소년 성장그래프   62
- 키가 크는 데는 과정이 있다   68
- 급성장기를 위한 관리법은   74
- 성장 자극혈   78

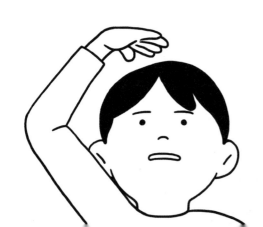

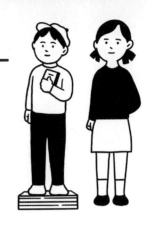

Part. 4 -1. 성조숙증   **80**

- 성조숙증이란 무엇인가   83
- 성조숙증의 증상은   86
- 성조숙증이 왜 성장을 방해할까   88
- 사춘기에 주목하라   90
- 성조숙증의 원인은   93
- 성조숙증을 예방하려면   98
- 성조숙증의 한약 치료 효과   102
- 성조숙증에 도움을 주는 한방 관리법   106

Part. 4 -2. 성조숙증   **108**

- 아들의 성조숙증은 다르다   111
- 남아의 성조숙증, 증후와 발견의 어려움   113
- 남아의 사춘기를 관리하는 법   116
- 남아의 성조숙증에 도움을 주는
  하이키한의원의 관리법   118

Part. 5 성장 부진 요소   **120**

- '언젠가 크겠지'라는 함정   123
- 성장 부진을 일으키는 요인들   125
- 유전 : 엄마, 아빠 키만 믿어서 미안해   126
- 식욕 부진 : 억지로 먹여서 미안해   127

- 체질적 허약 및 만성질환 :
  사소하다고 지나쳐서 미안해   130
- 스트레스 : 잔소리해서 미안해   133
- 비만 : 살찐 줄 몰라서 미안해   136
- 디지털 중독 : 스마트폰부터 보여줘서 미안해   140

Part. 6 약이 되는 밥물 레시피   **142**

- 장에 좋은 밥물 : 귤껍질   144
- 감기·비염 완화에 좋은 밥물 : 대추+계피   145
- 식은땀 흘리는 아이에게 좋은 밥물 : 오미자   146
- 키 성장에 좋은 밥물 : 다시마   147
- 신경 안정에 좋은 밥물 : 감초   148
- 성조숙증 예방에 좋은 밥물 : 율무   149
- 숙면에 좋은 밥물 : 둥굴레   150
- 식욕 없는 아이에게 좋은 밥물 : 산사   151

**Part. 7 하루에 1번!
우리 아이 키 성장 체조**   **153**

**Part. 8 저녁마다 1번!
숨겨진 키 성장 마사지**   **161**

아이의 성장에
올바로 대처하려면
성장에 대해
올바로 이해해야 합니다

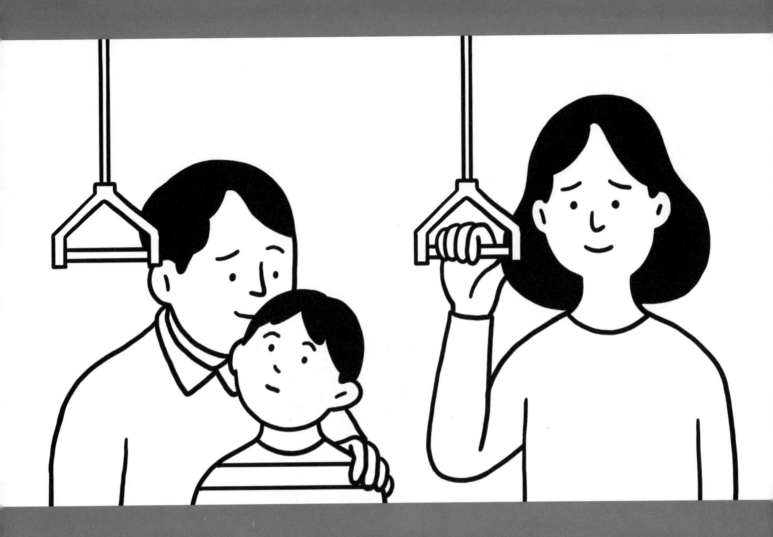

Part. 1 성장

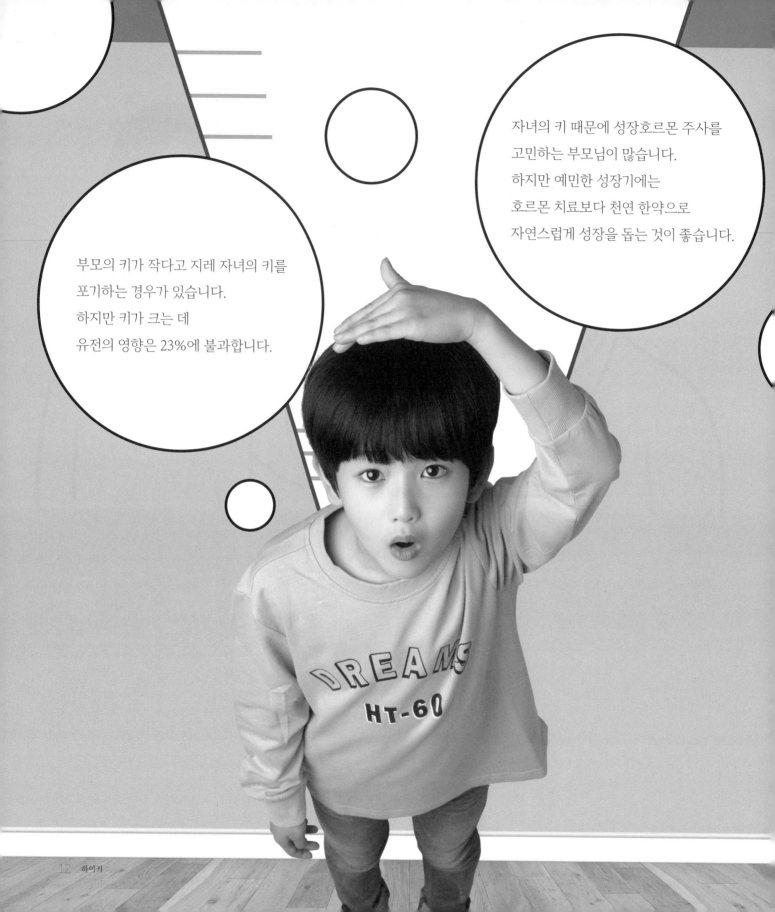

부모의 키가 작다고 지레 자녀의 키를
포기하는 경우가 있습니다.
하지만 키가 크는 데
유전의 영향은 23%에 불과합니다.

자녀의 키 때문에 성장호르몬 주사를
고민하는 부모님이 많습니다.
하지만 예민한 성장기에는
호르몬 치료보다 천연 한약으로
자연스럽게 성장을 돕는 것이 좋습니다.

올바른
성장이란

내 아이가 아빠, 엄마의
사랑스러움만 닮는 것이 아니라
작은 키까지 닮는다면?

그럼 엄마,

진달래꽃은 진달래나무에서 피고

살구꽃은 살구나무에서만 피겠네

그렇지, 다솔이는 아빠 엄마 나무에서

피어난 꽃이란다

김용택의 <꽃> 중에서

성장이란 우리 몸을 구성하고 있는 단백질이 증가하고 이에 따라 근육과 골격이 커지고 힘이 증가하는 과정 모두를 말합니다. 어느 날 갑자기 키만 딱 자라는 것이 아니라, 뇌를 비롯한 심장, 위장, 신장 같은 장기의 크기와 무게가 늘면서 신장과 체중이 증가하고, 그러는 가운데 각 장기의 기능 역시 발달하는 과정을 통틀어서 성장이라고 말하는 것입니다. 진달래나무에서 진달래꽃이 피고, 살구나무에서 살구꽃이 피듯이 성장에는 유전적 요인이 강력하게 작용하기는 하지만, 우리 주변에는 후천적 관리를 통해 부모보다 훌쩍 큰 아이도 많습니다. 크게 자랄 가능성은 커가는 우리 아이들 모두에게 있다는 말입니다.

성장을 결정하는 요인?

 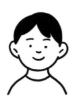

유전적 요인 23%

영양 31%

운동 20%

환경 16%

기타 10%

비유전적 요인 77%

엄마, 아빠가 키가 작더라도 관심과 노력 여하에 따라 아이가 성인이 되었을 때 키가 클 수도 있고,
엄마, 아빠의 키가 크다 하더라도 환경 등의 다른 요인에 따라 아이의 키가 크지 않을 수도 있습니다.

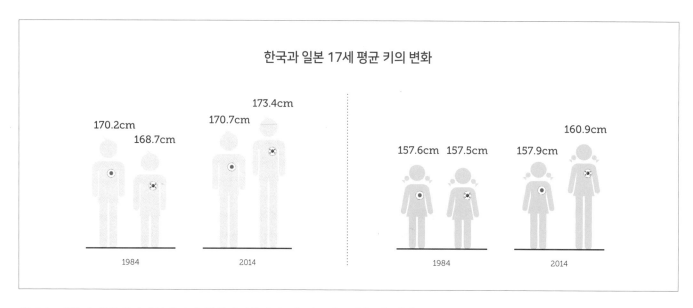

한국과 일본 17세 평균 키의 변화

170.2cm
168.7cm
173.4cm
170.7cm
1984
2014

157.6cm 157.5cm
157.9cm
160.9cm
1984
2014

엘리오 리볼리 영국임피리얼칼리지 공중보건학장이 이끄는 연구팀은 전 세계 200개 국가 남녀의 평균 신장이 1914~2014년 어떻게 달라졌는지 분석한 연구 결과를 2016년 7월 25일 유럽과학오픈포럼에서 발표했습니다. 연구 결과, 한국 여성의 평균 키는 1914년 142.2㎝에서 2014년 162.3㎝로 20.1㎝가 커져, 일본 16㎝, 세르비아 15.7㎝, 중국 9.5㎝, 미국 5㎝보다 크게 커 성장 폭에 있어서 200개국 중 1위를 차지했습니다. 한국 남성의 지난 100년간 평균 키 성장 폭도 15.1㎝로, 이란 16.5㎝와 그린란드 15.4㎝에 이어 세번째로 큰 폭입니다.

한국뿐 아니라 전 세계에서 100년간 키 순위는 상당히 큰 변화를 보였습니다. 유럽 전반과 중동, 아시아 일부 국가는 성장이 두드러졌지만, 미국은 상대적으로 성장이 더뎠습니다. 세계 3~4번째 장신 국가였던 미국은 40위 안팎으로 떨어졌고 중국은 130위에서 90위 수준까지 올라왔습니다.
이에 대해 연구팀은 전 세계적으로 지난 100년간 경제발전과 영양, 위생, 보건환경 개선으로 아이의 발육이 좋아졌지만, 성장 속도가 지역별로 차이를 보였다고 설명했습니다. 보고서 공동 저자인 제임스 벤담은 "개인의 유전이 키에 큰 영향을 미치기는 하지만, 일단 전체 인구의 평균만 넘어서면 유전의 역할은 덜 중요해진다. 같은 환경에서라면 대부분 인구가 대략 비슷한 신장까지 성장한다."고 언론에 언급한 바 있습니다.

특히, 우리나라 청소년들은 조사 대상 아시아 국가 중에서 평균 키가 가장 큰 것으로 보고되었습니다. 일본 문부과학성 통계, 우리나라 통계청 자료를 바탕으로 한 조사에서 30년(1984~2014) 동안 우리나라 남학생은 168.7cm에서 173.4cm, 여학생은 157.5cm에서 160.9cm로 평균 키가 꾸준히 높아진 반면, 일본 청소년의 경우는 크게 변하지 않은 것을 확인할 수 있습니다. 먹는 음식이 다양해지고, 그중에서도 단백질과 우유의 소비량이 증가하면서 키가 커진 것으로 분석되며, 1990년대 중반 이후 한국 부모의 자녀 키에 대한 관심이 증가하면서 성장클리닉이 확대된 것도 한 원인이라고 설명할 수 있습니다.

프랑스 사회학자 니콜라 에르팽은 저서 〈키는 권력이다〉에서 '키 큰 남자일수록 학력이 높고, 연봉도 더 많이 받고, 결혼도 잘하며, 출세한다.'고 서술하였습니다.

몇 년 전만 해도 아이를 키우는 부모의 주된 관심사는 어떻게 뭘 가르쳐야 내 아이가 다른 아이들보다 더 성적이 좋을까, 더 좋은 대학에 갈까였습니다. 그러나 요즘 부모들의 가장 큰 고민은 교육뿐 아니라 건강 관리, 특히 키가 얼마나 클 것인가입니다.

아이의 키는 영양 상태, 건강, 운동 여부, 경제 성장 등 다양한 요소에 의해 영향을 받습니다. 부모와 아이의 관심과 노력으로 아이는 더 많이 클 수 있습니다. 성장을 방해하는 요인을 찾아서 조기에 치료해 주고, 잘못된 습관과 환경 등은 개선해줘야 합니다. 운동과 좋은 음식, 숙면이 필수적입니다. 더불어 성장호르몬 분비를 촉진하는 전문적인 성장치료를 받는다면 아이는 더 수월하게 유전으로 물려받은 키 이상으로 클 수 있습니다.

올바른 성장 패턴,

우리 아이는 잘 따라가고 있나요?

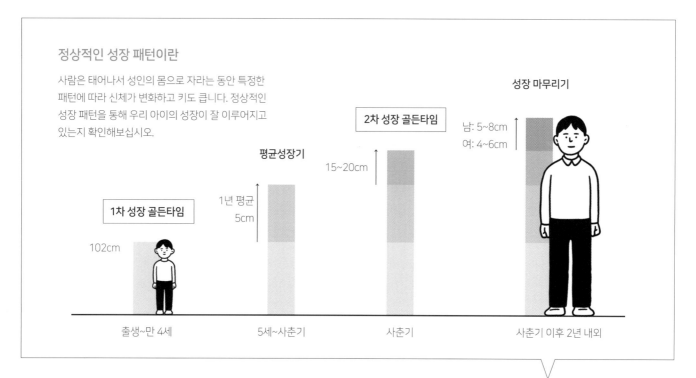

정상적인 성장 패턴이란

사람은 태어나서 성인의 몸으로 자라는 동안 특정한 패턴에 따라 신체가 변화하고 키도 큽니다. 정상적인 성장 패턴을 통해 우리 아이의 성장이 잘 이루어지고 있는지 확인해보십시오.

성장 마무리기

2차 성장 골든타임

남: 5~8cm
여: 4~6cm

평균성장기

15~20cm

1년 평균
5cm

1차 성장 골든타임

102cm

출생~만 4세   5세~사춘기   사춘기   사춘기 이후 2년 내외

키가 작아 뒤집어쓴 억울한 사연, 나폴레옹 콤플렉스(Napoleon complex)

나폴레옹 콤플렉스는 나폴레옹이 수많은 전쟁을 치르고 황제의 자리에 오른 것이 작은 키와 잘생기지 않은 얼굴, 출신과 학력 등에 대한 열등감의 보상 심리였다는 이론입니다. 키가 작다는 열등감을 보상받고자 하는 욕구가 과도한 사람은 다른 사람을 지나치게 지배하려는 경향을 보입니다. 실제 프랑스 황제 나폴레옹의 체구가 단신이었는지는 확실치 않지만, 나폴레옹은 작은 키의 대명사가 되었고 그의 수많은 업적은 열등감에 대한 보상으로 추구된 결과로 일축되고 말았습니다. 나폴레옹 콤플렉스의 상징적 인물로는 중국 지도자 덩샤오핑과 작곡가 베토벤 등이 꼽히며 현대 정치인 중에서도 메드베데프 러시아 총리, 사르코지 전 프랑스 대통령이 유명합니다.

1. 만 4살에 102cm 이상이 되어야 합니다.

2. 1년 평균 5cm 이상 크는지 확인하세요.

3. 사춘기에 해당하는 급성장기 2년 동안 15~20cm 이상 성장해야 합니다.

4. 급성장기 이후 남자는 2~3년 사이에 5~8cm, 여자는 1~2년 사이에 4~6cm 성장 후 성장이 멈추게 됩니다.

우리 아이
얼마나 클까

 "내 키라도 덜어주고 싶은 마음,
그게 엄마 마음이지요."

인종과 민족, 가계, 연령, 성별에 따라 성장의 양상과 '다 자란 키'는 차이가 납니다. 또한, 염색체 이상이나 선천적인 대사 이상도 성장에 영향을 미칩니다.

하지만 사람의 키는 유전적 요인에 의해서만 결정되는 것이 아닙니다. 우리나라 사람들의 평균 신장은 해마다 커왔습니다. 1980년대 우리나라 성인 남자의 평균 키는 168cm 정도였지만, 1990년 중반 이후 전국 남자 고등학생들의 평균 키는 170cm를 넘어섰습니다. 평균 키가 커지고 있는 만큼 우리 아이도 부모보다는 큰 키로 자라면 좋을 텐데 말입니다.

일반적으로 부모의 키가 크면 아이들의 키도 크게 자랍니다. 남자아이일 경우 부모의 키를 합하고 13cm를 더한 후 2로 나눈 키가 유전적으로 예측되는 최종 키입니다. 여자아이일 경우 부모의 키를 합하고 13cm를 뺀 후 2로 나눈 키가 유전적으로 예측되는 최종 키입니다.

유전에 의한 우리 아이 최종 (예상) 키 계산법

$$남자 = \frac{(아빠\ 키 + 엄마\ 키) + 13cm}{2} \qquad 여자 = \frac{(아빠\ 키 + 엄마\ 키) - 13cm}{2}$$

그러나! 이것은 어디까지나 평균적인 계산법일 뿐입니다.

쌍둥이도 키가 다르다!
- 다음은 하이키한의원의 실제 상담 사례입니다

 제 아이들은 남아 이란성 쌍둥이고 이제 초등학교 2학년입니다. 그런데 한 녀석은 마른 편이고 키도 중간 정도로 비교적 잘 자라는 것 같은데, 다른 한 녀석이 어릴 때부터 좀 통통한 편이었는데 점점 키가 더디게 크는 것 같습니다. 작년에는 반에서 10번째 정도는 됐던 것 같은데 2학년 올라가서는 친구들만큼 못 크는 것 같아요~ 쌍둥이인데도 체형도 다르고 또 워낙 식성도 다르긴 한데 조금 통통한 녀석이 더 잘 클 줄 알았는데 점점 더 걱정됩니다.

 유전요인이 비슷한 쌍둥이라 하더라도 환경적인 요인에 의해 충분히 키 성장에는 차이를 보일 수 있습니다. 여기에서 환경적인 요인에는 수면습관, 활동량, 식습관도 물론 포함됩니다.
우선 두 아이 모두 성장 전문 한의원에 내원하여 종합적인 검사를 받아보실 것을 권합니다. 현재 아이들의 상태는 물론이고, 키 성장을 방해하는 요인은 없는지 확인하실 수 있습니다. 아이의 성장 검사는 되도록 이른 시기에 해보는 것이 좋습니다.

성장에 영향을
미치는 요소들

"우리 아이 성장에 대해
이렇게 모르고 있었다니…"

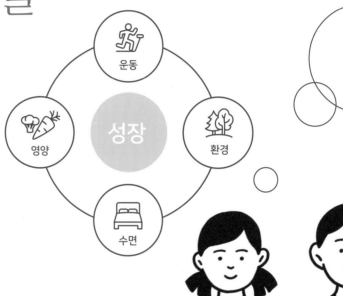

"무조건 잘 먹으면 키가 큰다?"

성장과 영양 　　충분한 영양 섭취는 당연히 중요합니다. 하지만 최근에는 지나
친 영양 섭취가 문제가 되고 있습니다. 과자나 탄산음료 같은
고열량 간식을 쉽게 구할 수 있게 되면서, 소비할 수 있는 열량보다 많은 양의 열량
을 섭취하기 때문입니다. 아이가 간식을 줄이고 제대로 된 식사에 집중할 수 있도록
살피는 일이 무엇보다 중요합니다. 형이 비만이면 동생도 비만일 경우가 40~80%가
됩니다.

비만은 아이의 성장을 방해합니다. 체중이 증가하면 척추, 관절, 근육에 부담을 주어
근골격계 질환을 유발할 수 있습니다. 또한, 혈관 사이에 혈전을 생성하여 심근경색,
동맥경화, 고지혈증과 같은 심혈관계 질환을 유발할 수 있습니다. 소아비만의 가장
큰 문제점은 성조숙증을 유발할 수 있다는 것입니다. 지방 세포에서 분비되는 렙틴
(leptin) 호르몬이 성호르몬을 자극하여, 또래보다 사춘기 증상을 빨리 시작하게 하
는 것입니다. 성조숙증으로 사춘기가 빨리 찾아오게 되면 성장판도 빨리 닫혀 키가
덜 자라게 됩니다.

 하이키한의원의 특허받은 성장한약으로 체
중 조절과 성조숙증 예방을 한 번에 해결할
수 있습니다.

"밤 10시부터 새벽 2시 사이에만 자면 된다?"

성장과 수면 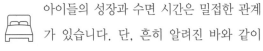 아이들의 성장과 수면 시간은 밀접한 관계가 있습니다. 단, 흔히 알려진 바와 같이 아이들의 성장에 큰 영향을 미치는 성장호르몬이 밤 10시부터 새벽 2시 사이에만 분비되는 것은 아닙니다. 성장호르몬은 주로 잠이 들고 1~2시간 후 숙면 하고 있을 때 가장 많이 분비됩니다. 심지어 깨어 있을 때도 소량 분비됩니다.

그렇다면 아이들은 언제든 깊이 잠들기만 하면 성장에 아무런 문제가 없는·것일까요? 아닙니다. 아이들은 일찍 자야 정상적인 성장을 할 수 있습니다. 일반적으로 신생아는 하루에 15~20시간, 돌이 지나면 12~13시간, 2~3세가 되면 11~12시간을 잡니다. 성장함에 따라 점차 수면 시간은 줄어들어 4~7세가 되면 9~12시간, 8~11세가 되면 8~9시간, 12~14세에 이르면 하루 7~8시간의 수면을 하게 되는 것입니다.

취침 시간이 늦어지면 이러한 수면 리듬 자체가 깨질 수 있습니다. 같은 8시간의 수면이라 하더라도 중간에 햇빛 등으로 숙면을 방해받게 된다면 잠의 질이 떨어지고 깊은 잠을 자지 못해 실제 수면 시간은 5~6시간에 불과해지는 것입니다. 이 경우 성장호르몬의 분비량은 눈에 띄게 줄어듭니다. 일찍 자는 습관이 중요한 것입니다.

 Tip 신경이 예민한 아이는 숙면을 취하지 못해 성장호르몬이 부족하게 됩니다.

"학원 때문에 운동할 시간이 없다?"

성장과 운동 운동은 신체를 건강하게 하고 성장기의 성장판 자극이라는 중요한 목표를 가지고 있습니다. 운동의 물리적 자극이 성장판의 수용체를 자극하여 세포 반응을 일으킵니다. 신진대사에 필요한 에너지가 많아지고 산소섭취량이 늘어나는데, 이는 성장호르몬 분비를 촉진합니다. 규칙적으로 운동하는 사람은 그렇지 않은 사람보다 1.7~2배 많은 성장호르몬이 분비된다고 알려져 있습니다.

가만히 앉아만 있는 아이들은 어느 정도 자라긴 하지만 나중에는 성장이 느려집니다. 집 안에서 텔레비전만 보고 게임만 하는 아이들은 햇빛을 보지 못하여 활성형 비타민 D_3를 합성하지 못합니다. 따라서 칼슘이 잘 흡수되지 않아 뼈가 약해지고 발육도 좋지 못합니다.

성장에 특히 좋은 운동이 의학적으로 증명된 적은 없지만, 근력운동보다는 보통 점프와 달리기가 포함된 운동인 축구나 농구, 배드민턴, 줄넘기 등이 좋다고 알려져 있습니다. 어떤 운동이든 스스로 즐기며 꾸준히 하는 것이 가장 좋습니다.

"컴퓨터 게임, 공부만 못하게 하는 줄 알았더니?"

성장과 환경 아이들에게도 스마트폰이 상용화되면서 중독성뿐 아니라 전자파로 인한 문제가 발생하고 있습니다. 특히 성장기 어린이들이 자주 하는 컴퓨터 게임, 스마트폰 사용, TV 시청 등은 키 성장을 저해할 수 있으니 각별히 주의해야 합니다. 전자파는 두통, 현기증, 호흡곤란, 안면 통증, 감각둔화, 안구 자극, 피부질환 등을 유발할 수 있습니다. 또한, 전자파에 많이 노출되면 체내의 칼슘이 소모되고 유해산소가 많아집니다. 아이가 전자파에 많이 노출되고 있다면, 멸치나 우유 같은 칼슘이 다량 함유된 음식을 먹여서 칼슘을 보충해주어야 합니다. 유해산소의 활동을 줄여주는 미역도 자주 섭취하도록 해주어야 합니다.

"엄마 잔소리는 엄마 목소리만 키운다?"

성장과 스트레스 지금 아이를 바라보며 '잘 크고 있으니 걱정하지 마, 엄마는 너를 사랑해, 마음 아프게 해서 미안해'라고 이야기해보는 것은 어떨까요? 조용하고 예의 바른 아이는 모두에게 칭찬받고 엄마에게는 자랑일지 모르겠으나, 아이는 스스로 큰 스트레스를 받는 상태일지 모릅니다. 부정적인 생각이나 정신적인 불안, 지나친 욕구 억제 등이 모두 스트레스의 원인이 됩니다. 특히 스트레스를 스스로 해소할 줄 모르는 아이의 경우 문제는 심각합니다. 스트레스가 지나치면 성장호르몬의 분비량이 적어지고 신체적 질병도 가져올 수 있습니다. 스트레스를 받으면 우리 몸은 코르티솔(Cortisol)이라는 호르몬을 만듭니다. 코르티솔은 성장호르몬의 분비를 1/3 수준까지 감소시키는 작용을 하여 키 성장이 제대로 이루어질 수 없게 만듭니다. 스트레스를 쉽게 받는 예민한 아이일수록 부모의 관심이 절대적으로 필요하며, 적당한 맞춤 운동으로 체내 엔도르핀 생성을 도와 불안 및 긴장 등을 완화해주는 활동이 중요합니다.

Tip 아이의 운동량이 부족하면 근육이 약해지며 O자형 다리, X자형 다리가 되기도 합니다. 대부분 자라면서 정상으로 돌아오지만, 3세 이후까지 O자형 다리이거나 6세 이후까지 X자형 다리라면 병원에서 정확한 검사를 받고 교정치료를 해야 합니다.

Tip 스마트폰의 블루라이트는 성호르몬의 분비를 증가시킵니다. 초등학생의 경우 저녁 8시 이후에는 스마트폰 사용을 자제해야 합니다.

Tip 스트레스 받는 아이에게 좋은, 온담탕(溫膽湯)

심장과 담이 허(虛)하여 자주 놀라고 겁이 많으며, 스트레스를 잘 받는 아이에게 좋은 한약입니다. 심신 안정, 스트레스 완화 효과가 있으며, 숙면을 돕고 키 성장에 도움을 줍니다.

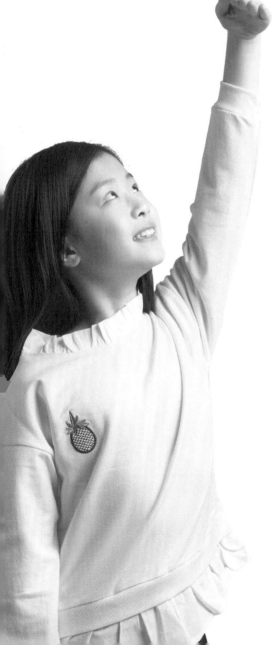

우리 아이,
잘 크고 있는 걸까

"평균보다 10cm나 작아질 수 있다는 소리에
쾅 하고 머리를 맞는 느낌이었어요."

아이들은 눈 깜짝할 새에 쑥쑥 자랍니다. 하지만 최종 키를 알 수 없기에 지금 또래보다 키가 작아도, 키가 커도 엄마의 마음이 불안하긴 마찬가지입니다. 어떻게 하면 우리 아이가 잘 성장하고 있는지 확인할 수 있을까요?

출생 시 평균 키는 약 50cm이며, 생후 1년간은 25cm쯤 성장하고, 2년째에는 12.5cm가 자란다고 합니다. 그 뒤 사춘기까지 해마다 평균 5cm씩 자랍니다. 사춘기가 되면 키가 더 급속히 크는데, 평균 7~8cm가 자랍니다. 따라서 1년에 4cm 이하로 자라거나 평균 키에 미치지 못할 때는 전문 클리닉을 찾아 혹시 성장 부진을 유발하는 인자가 없는지 찾아보아야 합니다.

성장이란 키뿐 아니라 체중, 장기, 신경, 조직, 생식기 등의 성장을 통틀어 이야기하는 것이기 때문에, 아이가 잘 성장하는지도 정밀한 검사를 받아 각 부문을 체계적으로 살펴보는 것이 무엇보다 중요합니다. 지식경제부 기술표준원이 발표한 '2010년 제6차 한국인 인체치수 측정조사' 결과에서 대한민국 남자의 평균 키는 174cm, 여자는 160.5cm로 나타났습니다. 하지만 실제로 부모가 원하는 자녀의 평균 키는 남자가 180.3cm, 여자가 167.3cm으로 조사됐습니다(하이키한의원 의뢰 한국갤럽 조사). 내 아이가 훤칠하게 큰 키를 가지기를 바라는 마음은 부모로서 당연한 일일 것입니다. 그러므로 내 아이가 또래의 다른 아이들보다 키가 작거나 왜소하다면 성장 부진을 의심해보고 검사를 받아 성장상태를 확인하는 것이 좋습니다. 하이키한의원에서 성장상태를 확인하기 위해 성장종합검사를 합니다. 성장종합검사는 키와 밀접한 관련이 있는 성장판, 성장호르몬, 체성분, 건강상태, 스트레스 정도, 생활습관 등을 고루 살피는 종합검사입니다.

우선 성장판 검사는 성장판의 열리고 닫힌 정도를 보고 아이의 성장상태를 확인하는 검사입니다. 성장판은 뼈가 자라 키를 크게 하는 곳으로서 연골로 된 판을 말하는데, 인체의 모든 뼈에 존재합니다. 다만 성장판의 모습을 확인할 때 주로 살피는 곳이 손목, 팔, 어깨, 무릎, 뒤꿈치 등입니다. X-ray, 초음파 등을 이용하여 성장판의 상태를 확인한 후에 키가 클 수 있는 정도를 예측합니다. 성장판이 닫히면 성장이 멈추게 됩니다.

성장판 검사에 이어 뼈 나이, 체성분 검사, 사춘기 진행단계와 성장호르몬 분비 여부를 진단하여 성장상태를 확인하고, 상담을 통해 아이의 성장환경과 신체적 조건 등을 검토하여 식사습관, 식사량, 수면습관, 만성질환 유무 등 환경적인 문제점까지 진단합니다.

이후 비로소 성장 부진의 원인과 체질에 따라 종합적인 성장치료를 시작합니다. 성장을 방해하는 질환을 치료하면서 성장 발육을 시의적절하게 촉진하는 치료 과정을 거칩니다.

여아는 가슴멍울이 생기고 2~3년, 남아는 머리 냄새가 나고 3~4년이면 성장이 멈추게 됩니다. 성장할 수 있는 시간은 의외로 짧습니다. 아이의 몸에 변화가 생기기 전 미리 성장종합검사를 하여 아이의 성조숙증을 예방하고 성장을 체계적으로 관리해주는 노력이 필요할 때입니다.

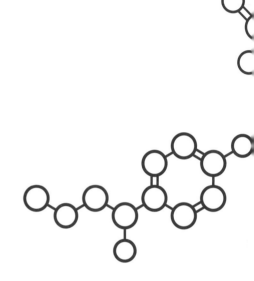

성장호르몬 치료,
해야 하나

"성장호르몬 주사로
1년에 7~8cm나 컸다는 광고를 보니
혹하는 마음부터 들었지요."

어떤 호르몬이 성장에 필요할까

성장호르몬   출생 시부터 사춘기까지 어린아이의 성장에 가장 중요한 역할을 합니다. 성장호르몬은 뇌하수체 전엽에서 분비되는 호르몬으로 매일 1~2mg정도 분비됩니다. 성장호르몬은 뼈의 성장과 인체 모든 조직의 성장을 촉진합니다. 성장호르몬의 분비는 발작적이어서 혈장에서 반감기가 보통 10~15분으로 짧습니다. 또한, 깨어 있는 동안에는 소량만 분비되고 대부분은 수면 중에, 특히 숙면을 할 때 더욱 많이 분비됩니다.

인슐린유사성장인자   인슐린과 구조적으로 유사해서 붙여진 이름이며 성장을 촉진하도록 도와주는 역할을 합니다. 사춘기에 분비량이 최고치를 보입니다. I형은 성장호르몬이 상승하면 증가하지만 II형은 아무런 영향을 받지 않고 평생 일정하게 유지됩니다. 성장호르몬 검사를 할 경우 IGF-1이라는 검사 항목이 있는데 바로 이것입니다.

갑상선호르몬   갑상선호르몬이 완전히 없어지면 성장은 거의 정지됩니다. 적절한 갑상선호르몬은 정상적인 성장에 필수적인 요소입니다. 갑상선호르몬이 부족하면 성장호르몬의 분비도 감소합니다.

생식샘호르몬　생식샘호르몬에는 안드로겐과 에스트로겐이 있습니다. 사춘기 때의 급진적인 성장은 생식샘호르몬의 영향을 받습니다. 안드로겐은 뼈, 연골, 근육의 성장과 성숙을 직접 촉진합니다. 반면 에스트로겐은 양면성이 있어 낮은 수치에서는 성장을 촉진하고 높은 수치에서는 성장을 억제합니다.

인슐린　탄수화물 이외의 영양분에 강력한 동화 작용을 합니다. 단백질의 합성과 세포 분열을 촉진하는 작용을 합니다. 당뇨병이 있는 엄마의 모체에서는 태아가 과성장을 합니다. 태아 내의 혈중 인슐린이 높기 때문입니다.

성장호르몬 주사는 최후 수단으로

성장호르몬은 키를 크게 하는 작용을 하는 호르몬입니다. 뇌 속의 콩알만 한 크기의 뇌하수체에서 분비되는 이 호르몬은 일명 '소마토트로핀'이라고도 합니다.
성장호르몬은 분비를 촉진하는 소마토리베린과 분비를 억제하는 소마토스타틴이란 물질에 의해 조절됩니다.
저혈당 상태나 아르기닌, 글루타민 같은 아미노산이 성장호르몬의 분비를 촉진하고, 운동이나 수면 중에 많이 분비됩니다. 영·유아기나 아동기에 가장 많이 분비되고 성인이 되면 분비량이 줄어듭니다. 성장호르몬이 분비되면 모든 조직과 기관에서 단백질 합성을 촉진하고 세포를 활성화하며 증식합니다. 또한, 연골 조직과 뼈끝에서 단백질의 합성을 촉진하고 골아세포의 세포 분열 속도를 빠르게 해서 성장을 촉진합니다.
키가 작은 경우, 혹은 키를 더 키우고 싶은 경우, 키가 크고 싶은 열망에 성장호르몬 주사를 선택하는 예가 있습니다. 성장호르몬 주사는 성장호르몬을 투여하는 주사로 일명 '키 크는 주사'로 많이 알려져 있습니다. 성장호르몬 주사는 성장호르몬 결핍증, 뇌종양으로 인해 뇌하수체에서 호르몬이 분비되지 못하는 경우, 이차성징이 나타나지 않는 '터너 증후군', 만성신부전으로 인한 '저신장프라더윌리 증후군' 등 질병의 치료 목적으로 쓰이고 있습니다. 그러나 최근에는 저신장을 치료하는 약으로 더 많이 알려져 있습니다.

Tip

성장호르몬 주사는 저신장증 아이에게는 어느 정도 키가 커지는 효과가 있으나, 거의 매일 스스로 주사를 놔야 하는 문제가 있고 그 기간도 2~4년 이상이나 걸립니다. 아이와 부모 모두에게 큰 스트레스일 뿐 아니라 경제적 부담도 뒤따르는 방법입니다.

Tip

하이키한의원에서 개발한 KI-180은 천연 한약으로 구성된 조성물로 IGF-1을 증가시키는 효과에 대해 특허를 받았습니다.

한의학에서
풀어놓는
성장 해법

"눈에 보이는 효과가 있을까 하는
불안감에 한방 치료는 망설이게 돼요."

〈동의보감(東醫寶鑑)〉 잡병편(雜病篇)에는 어린아이의 건강을 위한 10가지 지침이 있습니다. 이 양자십법(養子十法)은 어린아이는 물론 성장기 아이에게도 적용되는 건강과 성장의 기본 방법들이라 하겠습니다.

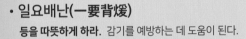

- **일요배난(一要背煖)**
  등을 따뜻하게 하라. 감기를 예방하는 데 도움이 된다.

- **이요복난(二要腹煖)**
  배를 따뜻하게 하라. 배가 따뜻해야 소화가 잘된다.

- **삼요족난(三要足煖)**
  발을 따뜻하게 하라. 몸의 좋은 기운들을 순환시킨다.

- **사요두량(四要頭凉)**
  머리는 시원하게 하라. 몸에서 뜨거운 기온이 올라오는 머리의 열을 식혀 탈이 나지 않도록 한다.

- **오요심흉량(五要心胸凉)**
  가슴은 서늘하게 하라. 아이가 짜증이나 화를 낼 때 도움이 된다.

- **육요물견괴물(六要勿見怪物)**
  아이를 놀라게 하지 말라. 아이의 심신을 안정시키는 데 도움이 된다.

- **칠비위상요온(七脾胃常要溫)**
  따뜻한 음식을 먹여라. 소화기능을 높인다.

- **팔제미정물편음(八啼未定勿便飮)**
  아이가 울 때 억지로 음식을 먹이지 말라. 소화불량이나 체기를 막을 수 있다.

- **구물복경분주사(九勿服輕粉朱砂)**
  독한 약을 쓰는 데 주의하라. 아이의 면역력을 지킨다.

- **십소세욕(十少洗浴)**
  너무 자주 씻기지 말라. 피부의 건강을 지킨다.

과연 한방으로 키를 키울 수 있는지 의구심을 가지는 부모가 많은데 한방으로도 충분히 키를 키울 수 있습니다. 성장호르몬 주사를 맞지 않고도 천연 한약으로 유전적인 키를 극복할 수 있습니다. 하이키한의원에서는 28년간 임상을 통해 천연 한약에서 추출한 성장촉진 신물질 KI-180으로 성장 치료가 가능하다는 결과를 증명했습니다.

천연 한약으로 성장호르몬을 많이 증가시켜 키를 키울 수 있다는 것을 밝혀낸 일은 큰 성과입니다. 키 작은 아이를 둔 부모들에게는 그 무엇과도 비교할 수 없는 희망의 소식입니다. 부모의 키가 작아도 관심을 가지고 꾸준히 관리하고 치료하면 유전적으로 물려받은 키보다 10cm 정도는 더 클 수 있습니다. 특히 성조숙증 등 사춘기 관리를 잘하면 더 좋은 효과를 볼 수 있습니다. 성장 치료의 시기도 중요합니다. 남아는 초 4~6학년부터 여아는 초 2~3학년 때부터 치료를 받는 것이 좋습니다.

아이마다 다른 성장 부진의 원인을 밝혀 체질에 따른 약재를 함께 처방해 성장이 잘 이루어지도록 도와주고 있습니다. 이 밖에 한방에서는 키를 크게 하는 혈 자리에 침을 놓는 성장침으로 성장 부진을 치료하기도 합니다. 그러면서 잘 먹고, 잘 자고, 운동하는 기본적인 생활습관을 다지는 것이 무엇보다 중요하다는 점을 부모와 아이 모두에게 주지시키고 있습니다.

한의학은 최대한 자연적으로 최상의 몸 상태를 만드는 방법을 지향하고 있습니다.

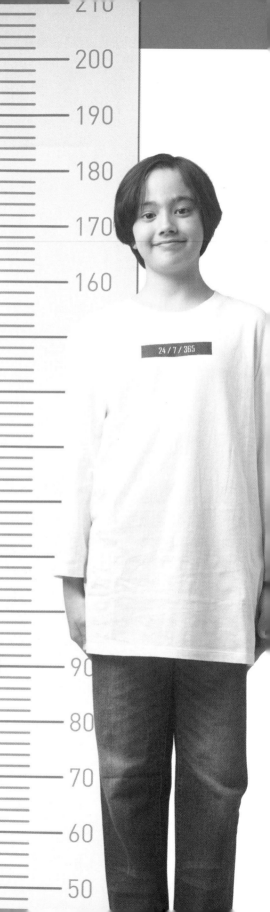

하이키한의원 치료 사례

비만과 성장 치료를 함께 받은 아이

키 154cm에 몸무게 72kg인 대성(가명, 남, 11살)이는 한눈에도 또래보다 육중해 보였습니다. 검사 결과 내장지방과 피하지방 등 체지방량이 많았고 근육은 약한 상태였습니다. 설상가상 비만의 영향으로 성장판도 또래보다 많이 닫혀 있었습니다.

 아이에게 성호르몬 밸런스를 맞춰주고 살을 빼면서 키 성장을 도와주는 처방을 하였고 침과 운동 요법을 병행하였습니다. 4개월간 무려 13kg이 빠져 아이의 부모가 도리어 몸의 이상을 걱정할 정도였는데, 아이에게 맞춰 처방된 한약은 몸을 보하면서 살이 빠지게 하는 것이기 때문에 건강은 오히려 좋아졌습니다.

아이들에게는 살이 쪘다고 무조건 적게 먹여서 다이어트를 시키기보다는 활동을 많이 할 수 있는 환경을 만들어주고 적절한 비만 치료를 병행해주는 것이 효과적입니다.

아토피와 성장 치료를 함께 받은 아이

성장 치료를 받는 동수(가명, 남, 12세)는 5단계 정도의 극심한 아토피를 가지고 있었습니다. 아토피와 천식, 비염 등 모든 증상을 가지고 있으면서 코피도 자주 나고 땀도 너무 많이 흘리고 밥만 먹으면 배가 아프다고 하였습니다.

 열을 잡는 한약인 황금, 형개, 연교, 자초 등을 첨가해서 처방하였더니 먼저 속이 편해지고 나머지 증상도 조금씩 호전되었습니다. 키도 조금씩 더 크는 것이 확인되었습니다. 아토피를 치료해 다른 증상도 호전된 경우인데, 비위를 먼저 보강해서 치료하면 효과가 더 높은 경우도 있었습니다. 특히 아이들의 아토피는 비위를 건강하게 해준다면 수월하게 잡을 수 있습니다.

아토피가 너무 심해서 진물이 흐를 정도라면 아토피 치료를 선행해야 합니다. 그러나 단순하거나 특이한 원인이 없다면 성장 치료를 동시에 진행해도 문제가 없고 오히려 키도 더 잘 클 수 있습니다.

비염과 성장 치료를 함께 받은 아이

시도 때도 없이 킁킁대고 훌쩍거리는 정호(가명, 남, 9세)는 비염으로 고통받고 있었습니다. 성장기 어린이에게 비염이 생기면 코가 아닌 입을 벌리고 숨을 쉬게 되는데 이럴 경우 뇌에 공급되는 산소량이 적어져 집중력과 기억력이 떨어지게 되어 학습장애를 가져올 수 있습니다.

 성장 치료를 하려는 아이들 가운데 비염이 있다면 병행 치료를 하면 됩니다. 실제로 성장 치료를 받기 위해 내원하는 아이 가운데 상당수가 비염으로 고생하는 경우가 많습니다. 이럴 경우 비염 치료와 성장 치료를 동시에 하면 두 가지 증상 모두 좋아지는 효과를 거둘 수 있습니다. 비염 치료로 건강과 키를 함께 증진합니다.

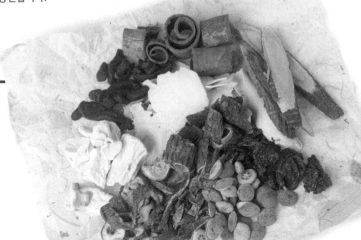

하이키한의원 성장종합검사

① 문진(유전적, 환경적 요인 확인)

예약 및 내원 접수 후 부모님의 키 등 진료 상담에 필요한 문진표를 작성합니다.

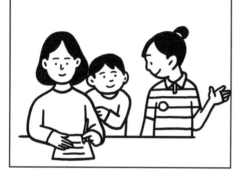

② 정밀 검사 및 진단

성장종합검사, 뼈나이, 체성분검사, 사춘기 진행단계, 성장호르몬 분비 여부 등을 정밀하게 검사하여 문제를 진단합니다.

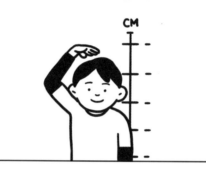

③ 진료 상담

문진표와 검사결과를 토대로 성장환경과 조건을 면밀히 검토하고 아이의 식사량, 수면습관, 후천성 만성질환 유무를 확인한 후 치료처방 및 진료계획을 세웁니다.

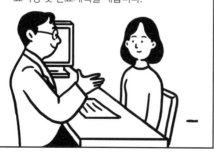

④ 선별적 처방 및 치료

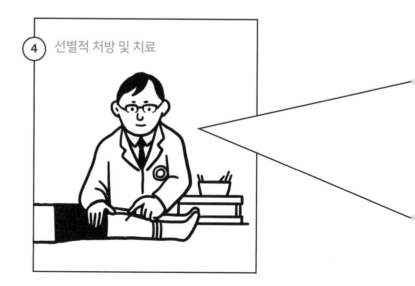

28년 노하우가 담긴, 하이키한의원만의 성장 치료법

1:1 맞춤 한약 처방
성장 부진과 성조숙의 원인 및 체질과 질병에 따른 치료 한약과 하이키성장탕을 처방합니다. 성장 방해 질환이 있는 경우 치료 약재를 1:1로 처방합니다.

조기성숙 관리 및 예방
여러 가지 천연 한약재를 사용하여 또래보다 사춘기가 빠른 조기성숙 아이들을 위한 맞춤 처방을 진행합니다.

성장침 & 성장경락
성장판 주위 혈 자리를 자극해 혈액순환을 돕고 성장판을 자극해 성장통을 완화할 뿐 아니라 성장을 더욱 원활하게 해줍니다.

운동치료 및 자세교정
성장판을 자극하고 다양한 운동치료와 자세교정을 병행해 올바른 키 성장을 유도합니다.

생활습관지도
아이의 체질에 맞게 성장에 좋은 식습관 처방으로 건강한 키 성장을 도와줍니다.

성장 종합 검사 결과 예

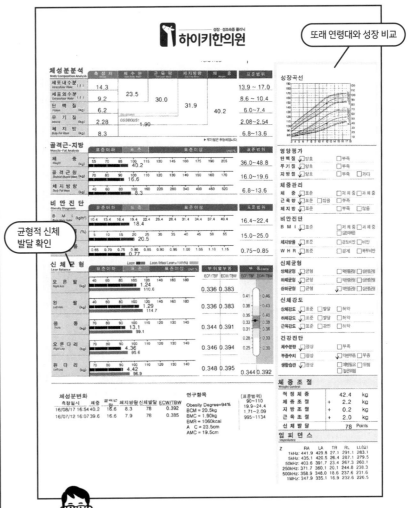

또래 연령대와 성장 비교

균형적 신체 발달 확인

"12세 여아로 이제 막 사춘기에 들어선 케이스입니다. 꾸준한 건강관리로 신체가 고루 발달하고 키 성장도 정상적으로 진행되고 있는 것을 한눈에 확인할 수 있습니다."

성장을 위해
잘 먹는 것도 중요하지만
잘 먹는 법도 중요합니다.

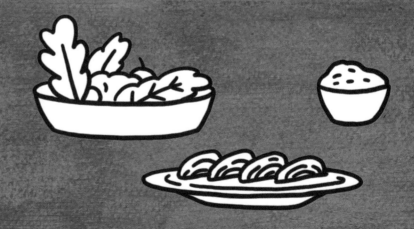

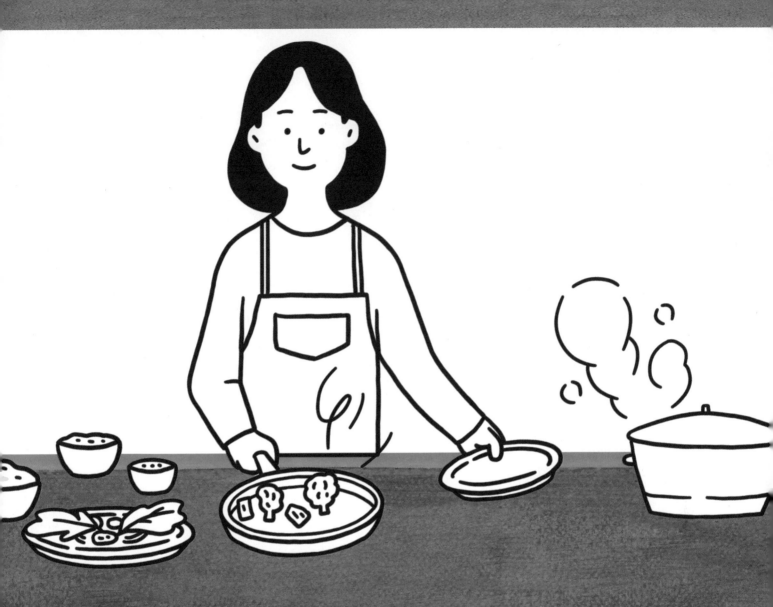

Part.2 영양

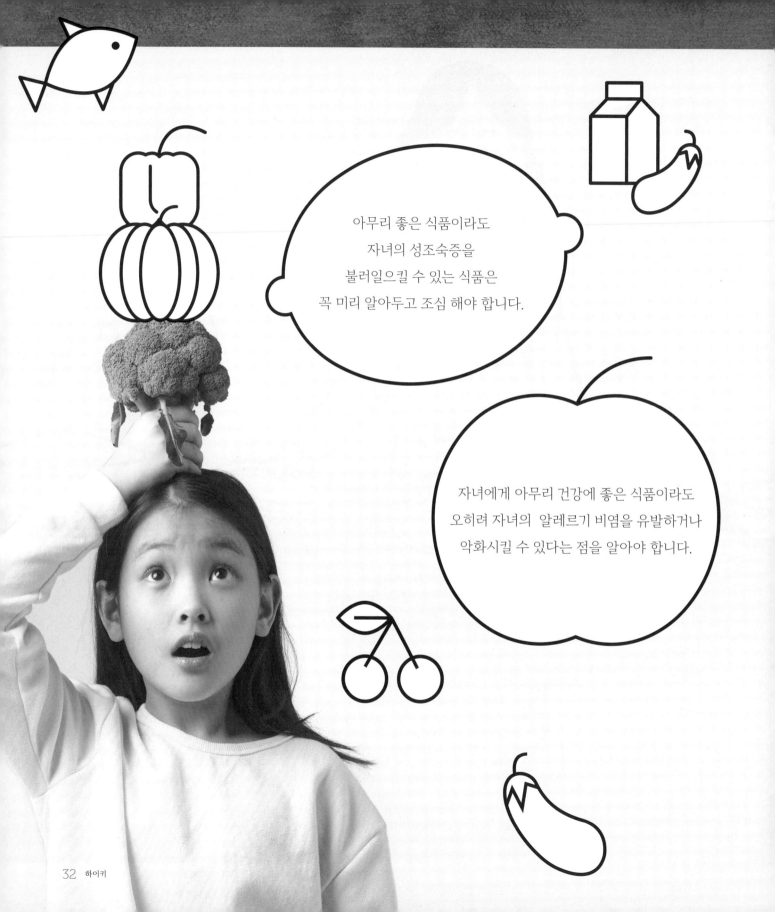

아무리 좋은 식품이라도
자녀의 성조숙증을
불러일으킬 수 있는 식품은
꼭 미리 알아두고 조심 해야 합니다.

자녀에게 아무리 건강에 좋은 식품이라도
오히려 자녀의 알레르기 비염을 유발하거나
악화시킬 수 있다는 점을 알아야 합니다.

우리 아이의
식습관 진단

**엄마가 처방하는
세상에서 가장 든든한 성장처방전 –
하루 세끼!**

우리가 성장하기 위해 먹는 음식물은 건물을 만드는 데 필요한 시멘트나 철근, 목재 등의 건축 재료에 비교할 수 있습니다. 우리가 어떤 음식을 얼마나 먹느냐에 따라 키 성장은 달라질 수 있습니다. 성장에 가장 좋은 식습관이란 5가지 영양소인 단백질, 탄수화물, 지방, 비타민, 무기질을 골고루 먹는 것입니다. 그중에서도 몸의 구성요소가 되는 단백질과 칼슘, 비타민 등이 많이 들어 있는 식품을 충분히 먹는 일은 중요합니다. 지금 우리 아이의 식습관은 어떤지 확인해보십시오.

🍽 다양한 음식을 골고루 먹고 있다?!

키 성장을 위해서는 당연히 단백질과 칼슘이 중요하지만, 다른 영양소가 부족하여 몸 전체의 영양 상태에 불균형이 생기면 단백질과 칼슘을 섭취해도 키 성장을 위해 쓰일 수 없게 됩니다. 우리 몸에 필요한 영양소는 여러 가지가 있고 각자 하는 일이 다르므로 한 가지 영양소라도 부족하게 되면 다른 영양소가 하는 일에 영향을 미치게 됩니다. 음식을 섭취할 때는 모든 영양소를 골고루 먹을 수 있도록 신경을 써야 합니다.

🍴 아침, 점심, 저녁을 제때에 먹는다?!

요즘 성장기 학생들은 일반적으로 아침을 거르고 밤늦게 음식을 섭취하는 습관을 지닌 경우가 많습니다. 아침 식사를 하지 않으면 영양 불균형이 일어나 각종 비타민이나 무기질이 부족하기 쉽고, 밤늦게 음식을 섭취하면 소화가 되기도 전에 잠을 자는 경우가 많아 비만이 되기 쉽습니다. 그러므로 식사는 하루에 세끼를 정해진 시간에 하는 것이 성장에도 큰 도움이 됩니다.

🍴 단백질을 충분히 섭취하고 있다?!

단백질은 성장기 어린이나 성인의 새로운 조직발달을 도와주고 동시에 낡은 조직을 대치하여 정상적인 성장과 건강을 유지하는 역할을 합니다. 따라서 단백질이 부족하면 체조직의 손실을 일으켜 성장 부진과 체력 약화를 초래합니다. 단백질은 여러 식품에 상당량 함유되어 있으면서도 일상생활에서 부족하기 쉬운 영양소입니다. 여러 가지 식품을 골고루 섭취하고, 질이 좋은 단백질의 섭취량을 늘려 매일 1일 필요량의 단백질을 섭취하는 것이 좋습니다.

🍴 칼슘을 충분히 섭취하고 있다?!

단백질과 더불어 칼슘은 성장기에 필요한 대표적인 영양소입니다. 그러나 한창 키가 크는 시기에 필요한 칼슘의 양을 음식 섭취로만 충분히 얻기는 어렵습니다. 이 시기에는 칼슘 영양제를 복용해 칼슘 섭취를 늘리는 것이 좋습니다. 특히 다리가 휘거나 성장통이 심한 아이들은 칼슘이 많이 부족한 아이이므로 칼슘 영양제와 비타민 D 영양제를 먹는 것이 좋습니다.

🍴 우유를 충분히 마시고 있다?!

우유는 칼슘과 리보플라빈 함량이 높은 식품입니다. 두 영양소는 우리나라 식사에서 특히 부족한데 우유 한 컵(200ml)에는 칼슘 210mg, 리보플라빈 0.28mg 정도가 함유되어 있어 매일 우유 한 컵을 마신다면 영양소의 섭취 수준을 크게 향상할

Tip

좋은 칼슘 영양제 고르는 법
칼슘 영양제는 종류가 매우 다양해 선택하기 힘드실 수 있습니다. 꼭 성분을 기준으로 좋은 칼슘 영양제를 선택하여 드시길 바랍니다.

유청칼슘 우유에서 분리해낸 칼슘으로, 체내 흡수율이 매우 높습니다. 다른 칼슘 영양제에 비해 비싼 가격이 단점입니다.

해조칼슘 식물성인 해조류에서 분리해낸 해조 성분 칼슘으로, 비타민, 미네랄도 다량 함유되어 있습니다. 체내 흡수율이 높고 가격이 경제적입니다.

패각칼슘 굴 등 조개류의 껍데기에서 추출한 칼슘으로, 체내 흡수율이 상대적으로 낮지만 저렴한 가격대가 장점입니다.

수 있습니다. 하지만 체질에 따라 우유가 잘 소화되지 않는 경우라면 칼슘 영양제나 치즈, 요구르트 등 다른 제품으로 대신해주는 것이 좋습니다.

🍴 단 음식이나 탄산음료는 되도록 먹지 않는다?!

요즘 청소년들은 어려서부터 콜라, 사이다, 환타 등 탄산음료를 너무나 쉽게 많이 마시고 있습니다. 톡 쏘는 맛이 특징인 탄산음료 일부에는 인산이 많이 포함되어 있는데, 인산은 우리 아이들의 몸속에서 키가 크는 데 꼭 필요한 칼슘과 결합하여 소변을 통해 몸 밖으로 나오게 됩니다. 그러므로 우리의 뼈를 약하게 하고 키가 자라는 것을 방해합니다. 또한, 탄산음료에는 다량의 당분이 포함되어 있다는 문제도 있습니다. 탄산음료, 사탕, 초콜릿 등 당분이 많은 음식을 자주 섭취하면 설탕 섭취량은 늘고 영양소는 부족한 영양 불균형 상태가 만들어지는 것입니다.

🍴 인스턴트식품과 패스트푸드는 되도록 먹지 않는다?!

닭튀김, 피자, 햄버거 등은 대표적인 고열량, 고지방 식품입니다. 이러한 식품들은 결국 골격 형성을 방해하고 불필요한 피하지방을 축적하게 합니다. 축적된 피하지방은 비만의 원인이 될 뿐 아니라 성호르몬의 분비를 촉진해 성조숙증을 불러 올 수 있습니다. 또한, 인스턴트식품과 패스트푸드에는 필요 이상의 인이 함유되어 있습니다. 인은 우리가 섭취한 칼슘을 몸 밖으로 배출시켜 성장을 방해하므로 섭취량을 줄이는 것이 좋습니다.

🍴 카페인 음료는 되도록 마시지 않는다?!

커피나 홍차는 물론, 놀랍게도 청소년들이 자주 마시는 콜라에도 카페인이 많습니다. 카페인은 중추신경 자극, 이뇨작용 촉진 효과 외에도 혈압 상승, 철분과 칼슘의 흡수 방해, 불면증 등으로 인해 키 성장을 방해할 수 있습니다. 카페인을 과량 섭취하면 성장뿐 아니라 건강 전반에 악영향을 미치는 부작용이 생길 수 있으니 주의해야 합니다.

Tip

잡곡밥을 먹이지 않는다?!
아이는 골고루 잘 먹어야 키도 잘 크고 건강하지만, 키가 작은 아이 중에는 소화력이 떨어지는 아이들이 있습니다. 아이가 잡곡 등 특별히 먹기 힘들어하는 음식이 있는지 주의하여 살펴봐야 합니다.
단순히 소화기가 약해서가 아니라, 심한 음식 알레르기인 경우도 있습니다.
검사를 해보면 쌀과 우유, 소고기, 채소류 등 다양한 음식 알레르기가 확인됩니다. 아이가 알레르기가 있는 음식을 계속해서 먹게 되면 키 성장이 방해받습니다. 이때는 소화기를 튼튼하게 하면서 음식 알레르기를 줄이는 향사성장탕(香砂成長湯)이 좋습니다.

성장에 필요한
균형적인 영양 섭취

醫食
同源

의 식 동 원

"음식을 먹는 것과 병을 치료하는 것은 인간이
건강을 유지하도록 하므로 근원이 같다."

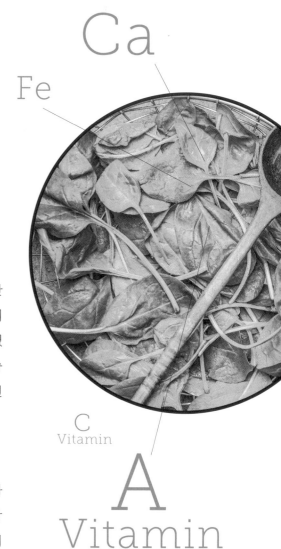

임신 중 엄마의 영양 섭취가 아이의 성장에 미치는 영향

우리 몸이 제일 빨리 성장하는 시기는 놀랍게도 엄마의 태중에서 자라는 10개월간
입니다. 단 하나의 세포에서 수많은 세포와 기관 조직으로 분화하며 50cm 정도의
키와 몸집으로 자라는 것입니다. 임신 중에 입덧 등으로 엄마가 식사를 제대로 못 했
거나 과도한 스트레스를 받았다면, 태어난 아이의 성장에 나쁜 영향을 미칠 수 있습
니다. 하지만, 작게 태어난 아이라도 출생 이후 충분한 영양 섭취와 관리를 받는다면
다시 정상적으로 성장할 수 있습니다.

성장의 바탕이 되는 생후 만 4세까지의 영양관리

신기하게도 출생 시의 키와 다 자랐을 때의 키는 관계가 적지만, 생후 만 4세의 키와
성인이 되었을 때의 키는 중요한 상관관계가 있습니다. 출산을 앞둔 엄마들의 희망
사항 중에 '아이를 작게 낳아 크게 키우자'라는 것이 있는데, 출생 후 만 4세까지의
급성장기를 잘 관리하면 얼마든지 실현 가능한 일입니다. 그렇기에 더더욱 영양 관
리가 중요한 시기입니다.

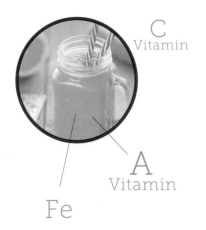

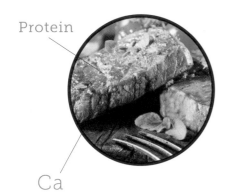

엄마표 밥상과 아이 성장의 상관관계

식품의약품안전처가 2007~2009년 국민 6,600여 명을 대상으로 식품섭취량과 섭취빈도를 조사해 발표한 자료에 따르면 13~19세 청소년들은 하루에 필요한 총열량의 5%를 라면으로 섭취하는 것으로 나타났습니다. 이는 쌀밥(424.84kcal, 13.39%), 잡곡밥(293.97kcal, 9.27%)에 이어 3위에 해당하는 수치로 청소년들의 라면 섭취량이 지나치게 많은 것을 보여주고 있습니다.

청소년의 라면 섭취뿐 아니라 유아·청소년의 칼슘, 철분, 칼륨 섭취량이 적다는 것도 문제로 드러났습니다. 권장량 대비 평균 섭취량이 칼슘 58.1%, 철분 89.9%, 칼륨 54.4%로 낮았습니다.

최근에는 아이들이 받는 학업 스트레스도 질 나쁜 음식을 먹는 원인으로 지목되고 있습니다. 사교육 열풍으로 바쁜 와중에 끼니나 간식을 엄마가 차려준 밥상으로 해결하는 것이 불가능해졌기 때문입니다. 자연스럽게 고열량, 영양부족, 국적 불명, 첨가물 범벅의 인스턴트 음식으로 끼니를 대충 때우는 경우가 빈번해지고, 이러한 생활습관은 건강을 해치고 키 성장을 방해할 뿐 아니라 성호르몬 분비를 촉진해 성조숙증까지 유발합니다.

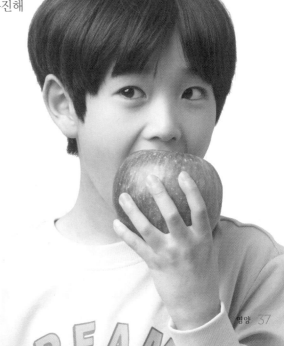

성장에
꼭 필요한 영양소

표기된 식품군 중 달걀과 콩류, 두부는 성호르몬을 자극할 수 있으므로 사춘기를 앞둔 성장기 아이에게는 섭취를 제한해주십시오.

"비싸고 유명한 영양제만 열심히 먹였는데 엄마인 제 만족일 뿐이었네요."

몸에서 합성할 수 없거나 부족한 영양분

한창 클 나이의 아이들은 음식을 가리지 않고 잘 먹어야 여러 영양소를 골고루 섭취할 수 있습니다. 우리가 음식으로 섭취하는 영양소는 탄수화물, 지방, 단백질, 비타민, 무기질, 지방질, 섬유소 등입니다. 이 가운데 8가지 필수아미노산은 성장에 꼭 필요하지만, 몸에서 합성할 수 없는 영양소입니다. 따라서 류신, 아이소류신, 페닐알라닌, 트립토판, 스레오닌, 메티오닌, 발린, 라이신은 성장기 아이들이 돼지고기, 연어, 닭고기, 소고기, 바나나 등 음식으로 반드시 섭취해야 할 영양소입니다. 이 외 비록 우리 몸에서 합성할 수 있다고는 하지만 그 양이 충분하지 못한 히스티딘, 아르기닌 역시 죽순, 등푸른생선 등 음식으로 섭취할 수 있도록 해야 합니다. 특히 키 성장에 가장 중요한 무기질인 칼슘은 꾸준히 섭취해주어야 합니다. 따라서 성장기 아이는 우유와 생선, 멸치 등을 충분히 먹는 습관을 들여야 합니다.

성장 5대 영양소

음식의 영양소는 기본적으로 다섯 가지 기초 영양 식품군으로 나눕니다.
❶군 식품은 주로 단백질이 풍부한 식품으로, 육류와 생선류, 달걀과 콩류, 두부가 여기에 속합니다. 이런 단백질 식품은 튼튼한 몸을 형성하고 저항력을 키우는 데 꼭 필요한 영양소로, 성장에 가장 중요한 영양소입니다.
❷군 식품으로는 칼슘과 무기질이 풍부한 식품을 들 수 있습니다. 우유와 치

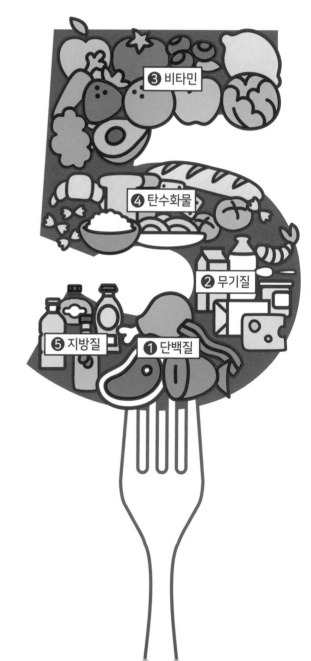

❸ 비타민
❹ 탄수화물
❷ 무기질
❺ 지방질
❶ 단백질

즈, 요구르트, 버터 등 유제품과 미역, 다시마 등 해조류, 그리고 <u>뼈째 먹는 생선인</u> <u>멸치</u>가 여기에 속합니다. 뼈를 형성하는 칼슘과 인, 구리, 마그네슘, 아연 역시 매우 중요합니다.

❸군 식품으로는 각종 비타민이 풍부한 녹황색 채소, 채소류, 해초류와 과일을 꼽을 수 있습니다. 각종 비타민을 함유한 식품은 키가 자라는 데 중요한 역할을 할 뿐만 아니라 건강과 직결되는 중요한 요소입니다.

❹군 식품으로는 에너지 공급원인 당질 식품, 탄수화물 식품을 들 수 있습니다. 쌀이나 밀가루 같은 곡류와 감자, 고구마, 밀가루로 만든 식품이 여기에 속합니다.

❺군 식품으로는 식물성 기름(참기름, 들기름, 올리브유, 콩기름), 육류와 생선류에 함유된 지방을 들 수 있습니다.

성장 5대 식품

일본에서 유명한 의사인 가와하타 박사는 키 크는 5대 영양 식품으로 우유, 정어리, 시금치, 당근, 귤을 꼽았습니다. 일상생활에서 일일이 성분과 영양소를 따지면서 상을 차리고 먹는 일이 쉽지 않기에, 단순하고도 핵심적인 식품을 꼽아놓은 가와하타 박사의 키 크는 5대 영양 식품은 무척 유익하고 효율적인 영양 정보입니다.

단!!!
우유+시금치는 최악의 음식 궁합! 시금치에 함유된 옥살산은 칼슘과 결합하여 불용해성인 침전물을 만듭니다. 신장이나 방광에 결석(calculus)을 유발할 가능성이 높으니, 시금치를 먹을 때는 되도록 칼슘 식품을 피하는 것이 좋습니다.

각종 무기질과 양질의 단백질이 골고루 함유되어 있고 칼슘과 인의 함량도 우리 몸이 가장 쉽게 흡수할 수 있는 비율로 혼합되어 있으므로 완전한 영양 식품으로 인정받고 있습니다.

우유

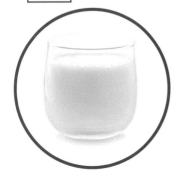

비타민 A[1], B[1], B[2], C와 식이섬유가 많이 들어 있습니다.

시금치

도미보다 3배가 넘는 칼슘과 단백질을 지니고 있습니다.

정어리

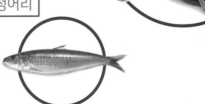

비타민이 풍부하게 들어 있으면서 맛도 좋은 과일입니다.

귤

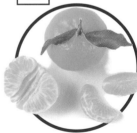

비타민 A와 식이섬유가 많이 들어 있습니다.

당근

인체를 구성하는
영양소

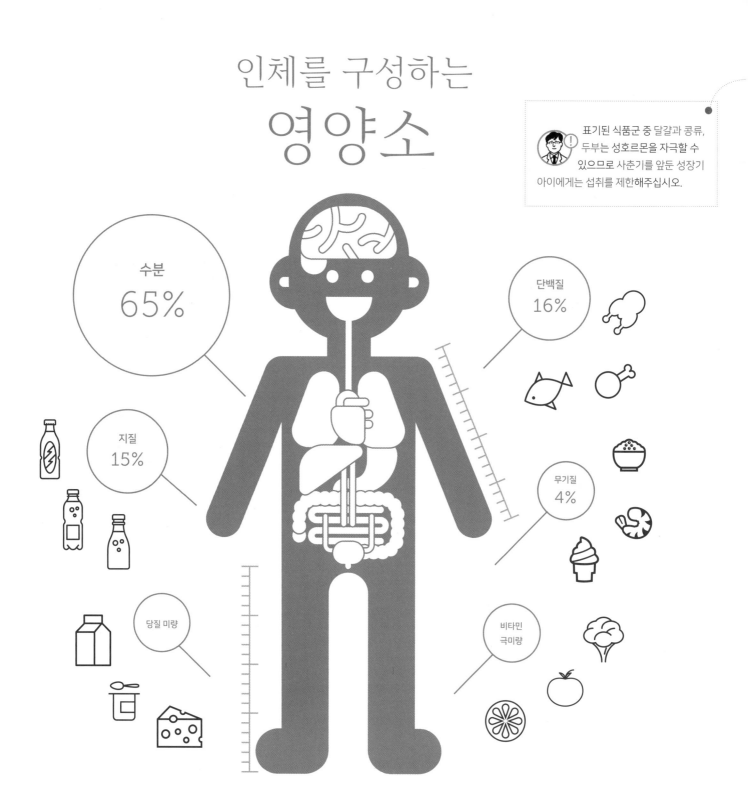

표기된 식품군 중 달걀과 콩류, 두부는 성호르몬을 자극할 수 있으므로 사춘기를 앞둔 성장기 아이에게는 섭취를 제한해주십시오.

수분
65%

단백질
16%

지질
15%

무기질
4%

당질 미량

비타민
극미량

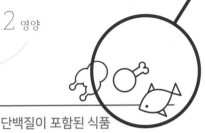

단백질이 포함된 식품

소고기, 돼지고기, 닭고기 등의 살코기	조기, 고등어, 꽁치 등의 생선
콩, 두부	

지방이 포함된 식품

지방산		
포화지방산	**동물성 고체지방 -** 소고기 기름과 돼지고기 기름	
	식물성 고체지방 - 야자유와 코코넛유	
불포화지방산	콩기름, 들기름, 옥수수유, 어유(魚油) 등	
지질		

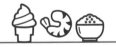

콜레스테롤이 포함된 식품

생크림	달걀
알탕	알밥
젓갈	사골국
새우	초콜릿

단백질 　영양소 중에서 중추적인 역할을 하는 것이 단백질입니다. 단백질은 우리 몸을 이루고 있는 매우 중요한 성분입니다. 근육뿐 아니라 뼈를 구성하는 성분이기도 합니다. 뼈는 칼슘, 무기질, 단백질(콜라겐), 지방으로 이루어져 있습니다. 우리가 흔히 영양식으로 먹는 곰탕을 먹을 때도 지방을 걷어내고 뼈에서 우러난 단백질 성분을 먹는 것이 옳은 방법입니다. 뼈를 너무 오래 우리면 칼슘이 우러나서 맛이 텁텁해지고 속이 불편할 수 있습니다. 아이가 성장할 때 가장 필요한 영양소는 칼슘과 단백질입니다. 게다가 성장에 관여하는 성장호르몬의 재료가 단백질이므로, 단백질을 많이 섭취하면 성장호르몬의 분비도 촉진됩니다.

지방 　지방은 우리 몸에 가장 많은 열량을 내주는 좋은 영양소입니다. 단백질, 탄수화물과 더불어 우리 몸에 꼭 필요한 영양소입니다. 그러나 지나친 지방의 섭취는 우리 몸에 여러 가지 질병을 유발할 수 있습니다. 필요한 만큼의 지방을 적절하게 섭취하는 방법을 알아두는 것이 중요합니다.

지방은 지방산과 지질로 구분됩니다. 지방산을 다시 둘로 나눠보면 포화지방산(동물성 지방, 식물성 지방)과 불포화지방산이 있습니다. 우리 몸에서 합성하지 못하는 필수지방산인 리놀레산, 리놀렌산, 아라키돈산은 반드시 음식으로 섭취해야 합니다. 지방을 섭취할 때는 동물성 지방을 30% 정도로 하고 나머지는 식물성 지방이나 어유 등의 불포화지방산으로 보충하는 것이 좋습니다. 필수지방산이 부족하면 성장 부진이 발생합니다. 반대로 너무 많이 먹으면 비만이 되어 역시 키를 크게 하는 데 방해 요인이 됩니다.

콜레스테롤 　무조건 줄여야 한다는 고정관념을 가진 콜레스테롤은 스테로이드 호르몬과 부신피질 호르몬, 생식샘자극호르몬을 만드는 중요한 물질입니다. 콜레스테롤을 지나치게 경계할 필요는 없습니다. 콜레스테롤이 부족하면 세포가 제대로 만들어지지 않아 신체 성장과 두뇌 발달에 문제가 생길 수 있고, 노화가 빨리 진행되기 쉽습니다. 콜레스테롤은 부족해도 문제지만 너무 많아도 문제이기 때문에 주의가 필요한 영양소입니다.

콜레스테롤 검사의 주요 수치는 4가지입니다. 총콜레스테롤, 중성지방, HDL(고밀

도지단백), LDL(저밀도지단백). HDL은 일명 좋은 콜레스테롤입니다. HDL은 몸 안에 쌓인 과잉 콜레스테롤을 청소하듯 간으로 보내는 역할을 합니다. 반면 LDL은 나쁜 콜레스테롤입니다. LDL은 간에 있는 콜레스테롤을 각 조직의 세포로 운반하는 역할을 하는데, LDL이 필요한 양보다 많아지면 동맥벽에 쌓여 동맥경화를 일으키는 원인이 됩니다.

콜레스테롤은 인체에 필요한 영양소이지만 과도한 섭취는 아이에게 성조숙증을 유발할 수 있습니다. 하이키한의원에서는 될 수 있으면 피할 것을 권하고 있습니다.

무기질 무기질은 우리 몸을 구성하는 중요한 성분이며, 체액과 혈액의 평행을 유지하고 각종 스트레스에 대한 저항력을 강화합니다. 또 신경을 안정시키고 우리 몸 속 장기의 기능을 원활하게 조절하는 데 도움을 줍니다. 보통 우리 몸에는 최소한 14가지 이상의 무기질이 필요합니다. 그 가운데 칼슘, 마그네슘, 나트륨, 칼륨, 인, 염소 등이 70~80%를 차지합니다. 칼슘은 뼈나 치아의 주성분이고, 인과 마그네슘은 뼈의 형성을 도와주는 역할을 합니다. 특히 무기질은 생리 조절 기능을 수행하므로 아이들의 성장기에 매우 중요한 영양소입니다.

비타민 비타민은 우리 몸에서 합성되지 않는 유기물로서 에너지원이지만 우리 몸의 구성 물질은 아닙니다. 그러나 정상적인 삶과 발육을 위해서는 꼭 필요한 물질이라 하여 영어로 비타민(Vitamin = vita 생명 + amine 질소를 함유한 복합체)이라고 부릅니다. 비타민은 에너지 전환과 대사 조절에 관여하고 효소의 반응을 돕는 조효소로서 생리 화학 반응에 관여합니다. 비타민은 용해성에 따라 기름에 녹는 지용성 비타민과 물에 녹는 수용성 비타민으로 분류됩니다.

■ **지용성 비타민** 지용성 비타민은 1일 섭취량이 필요량 이상일 때는 배설되지 않고 우리 몸에 저장되므로 매일 식사를 통해 공급할 필요는 없으며, 결핍 증상이 서서히 나타나는 특징을 갖고 있습니다.(비타민 A, D, E, K)

■ **수용성 비타민** 수용성 비타민은 필요량만 보유하고 남는 것은 소변으로 배출하므로 결핍 증세가 신속하게 나타납니다. 매일 식사를 통해서 골고루 공급해야 합니다.(비타민 B, B_2, B_6, C, B_{12}, 나이아신, 엽산)

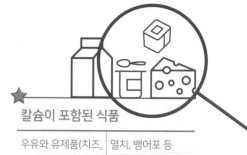

칼슘이 포함된 식품

우유와 유제품(치즈, 요구르트, 버터 등)	멸치, 뱅어포 등 뼈째 먹는 생선
미역, 김 등 해조류	어패류, 새우, 달걀노른자
양배추 등 녹엽 채소류	

인이 포함된 식품

곡류	견과류
소고기, 닭고기, 생선, 달걀, 우유	

마그네슘이 포함된 식품

소고기	곡류, 콩류, 코코아
녹엽 채소류, 해조류	

구리가 포함된 식품

신선한 채소와 과일	견과류
바닷가재	

철이 포함된 식품

육류(간, 지라, 심장), 달걀노른자, 어패류 등 동물성 식품	동물성 식품
콩류, 채소류	잡곡류
해조류	과일과 채소류

비타민 A가 포함된 식품

어류의 간	동물의 간, 신장
우유, 버터, 달걀노른자	당근, 녹황색 채소, 해조류, 고추 등

시력과 면역력에 관여한다. 야맹증이나 안구건조증, 감기 예방 등에 도움을 준다.

비타민 B1이 포함된 식품

곡류, 견과류, 콩류, 내장육	돼지고기, 간과 내장, 달걀노른자, 어류

피로 물질인 젖산 생성을 억제한다. 부족하면 불안과 초조, 식욕부진, 정신쇠약 등을 유발한다.

비타민 B2(리보플라빈)가 포함된 식품

우유, 유제품	달걀흰자, 채소류
동물의 간, 어류, 효모, 배아	

활성산소를 제거한다. 피부건조증이나 노화, 구강염, 설염 예방에 효과적이다.

비타민 B6(피리독신)가 많은 식품

우유, 곡류, 육류(내장육), 호두

건강한 피부와 모발, 치아를 만들며 성장을 촉진한다.

비타민 B12(코발라민)가 포함된 식품

내장 고기, 양고기, 생선 등

인지 능력 개선에 도움을 준다.

★ 비타민 C가 포함된 식품

과일(감귤류)과 채소	후추, 토마토, 무잎, 브로콜리잎, 양배추, 아세롤라

항암 효과, 감기 예방, 항산화 효과 등이 있다. 1일 100mg 섭취를 권장한다.

비타민 D가 포함된 식품

햇볕을 적절히 쬐는 것 - 생합성 가능	어류의 간, 동물의 간
버섯, 달걀노른자, 우유 등	

칼슘의 체내 흡수를 돕는다. 부족하면 골다공증, 구루병 등을 유발한다.

비타민 E(토코페롤)가 포함된 식품

밀 배아	채소류(알파파)
달걀노른자, 호두, 녹색식물 종자	우유, 지방, 간
식물성기름(옥수수, 콩, 땅콩, 목화씨)	

항산화물질로 세포 노화를 막고, 심혈관 질환을 예방한다.

비타민 K가 포함된 식품

녹색 잎 채소	브로콜리
상추	양배추
시금치	녹차
아스파라거스	통밀
완두콩	

혈액응고에 필수적인 비타민이며, 항출혈성 비타민으로 불린다.

나이아신이 포함된 식품

육류, 어류, 가금류	땅콩, 곡류

전체 물질대사에 필요한 영양소이다. 부족하면 피부염, 식욕 부진, 피로 등이 나타날 수 있다.

엽산이 포함된 식품

녹엽 채소(시금치 등)	콩류(콩, 완두, 땅콩, 아몬드 등)
양배추, 옥수수, 감자 등	

아미노산과 핵산(核酸)의 합성에 필수적인 영양소로, 세포 분열과 성장에 중요하다.

Vitamin

성장기에 힘을 더하는 음식과 식습관

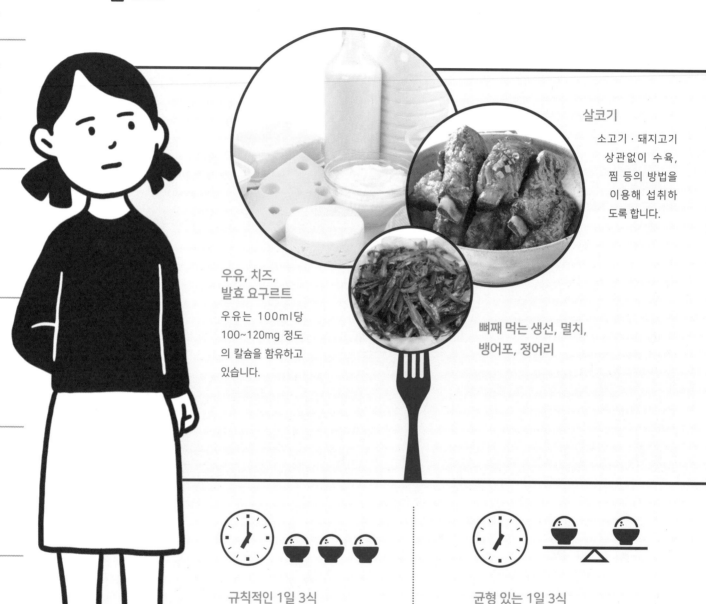

우유, 치즈, 발효 요구르트
우유는 100ml당 100~120mg 정도의 칼슘을 함유하고 있습니다.

살코기
소고기 · 돼지고기 상관없이 수육, 찜 등의 방법을 이용해 섭취하도록 합니다.

뼈째 먹는 생선, 멸치, 뱅어포, 정어리

규칙적인 1일 3식
영양 불균형 예방 및 위장의 정상기능을 유지합니다.

균형 있는 1일 3식
편식은 금물입니다. 고른 영양 섭취로 건강의 균형을 잡습니다.

성장기를 방해하는 음식과 식습관

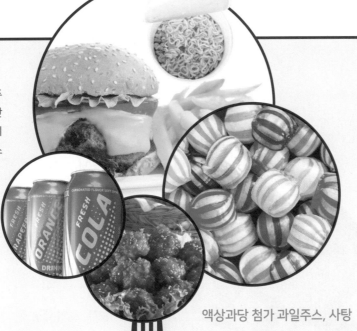

인스턴트, 패스트푸드

대부분의 인스턴트, 패스트푸드 식품에는 염분과 동물성 단백질, 지방은 많지만, 비타민이나 무기질은 한없이 부족해 소아청소년 비만·성인병을 초래하게 됩니다.

탄산음료

탄산음료에 많이 함유된 인산은 칼슘을 녹여 소변을 통해 배출시키므로 성장을 방해하고 뼈를 약하게 만들어 치아를 부식시킵니다.

튀김, 돈가스, 프라이드치킨

기름에 튀기는 조리법으로 지방이 과다하게 함유된 식품입니다.

액상과당 첨가 과일주스, 사탕

단맛을 내는 설탕이나 액상과당은 소화과정을 덜 거치고 몸속에 빠르게 흡수되는데, 이 과정에서 혈관에 염증을 유발할 수 있습니다. 비만이나 당뇨, 고혈압과 같은 질환으로 이어지기 쉽습니다.

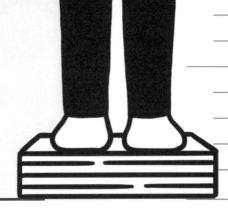

급하게 먹는 습관

과식으로 인한 비만이 우려됩니다.

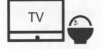

TV 보면서 하는 식사

편식 및 과식이 우려됩니다.

성호르몬을 자극할 수 있는 식품들

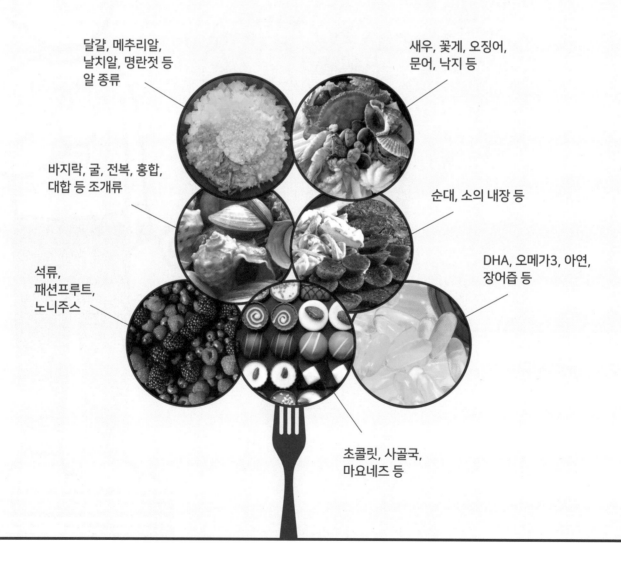

달걀, 메추리알,
날치알, 명란젓 등
알 종류

새우, 꽃게, 오징어,
문어, 낙지 등

바지락, 굴, 전복, 홍합,
대합 등 조개류

순대, 소의 내장 등

석류,
패션프루트,
노니주스

DHA, 오메가3, 아연,
장어즙 등

초콜릿, 사골국,
마요네즈 등

성장에 필수인
우유

1년에 8cm 성장을 위해서는 하루 1,000mg 이상의 칼슘을 섭취하는 것을 권장합니다! 칼슘을 식품으로 섭취하는 가장 좋은 방법은 바로 우유 또는 치즈, 유제품을 섭취하는 것입니다.

우유 100g 속의 주요 영양소

에너지	60kcal
단백질	3.2g
지질	3.2g
탄수화물	4.7g
칼슘	105mg
칼륨	148mg
인	89mg
비타민 A	26㎍

농촌진흥청 농업과학기술원
농촌자원개발연구소 식품성분표(6개정판)

우리가 매일 마시는 우유는 단백질, 지방, 탄수화물, 무기질 및 각종 비타민이 고루 함유되어 있어 균형 있는 영양을 공급하고, 또한 다양한 생리활성물질이 함유되어 있어 기능이 뛰어납니다. 칼슘 함유량도 많은 식품 중에 으뜸입니다. 또한, 양질의 필수아미노산도 풍부하게 함유되어 있습니다. 무엇보다 우유는 각 영양소와 성분의 체내흡수율이 높습니다. 우유의 단백질 흡수율은 98%, 탄수화물과 지방의 흡수율은 99%나 됩니다. 또한, 칼슘은 일반 식품으로는 흡수가 어렵지만 우유 속에는 이온화되어 있어 흡수가 더 잘됩니다(우유 53%, 채소 10~20%, 정어리 20~40%).

우유의 단백질 우유에는 3.4%가량의 단백질이 있습니다. 그중 약 80%는 카세인(casein)이라는 단백질이고, 나머지는 유청 단백질입니다. 유청 단백질은 락트알부민, 락트글로불린, 혈청알부민, 면역 단백질 등 여러 가지 수용성 단백질로 구성되어 있습니다. 한국 사람들은 전통적으로 콩을 많이 먹어서 필요한 단백질을 섭취하였는데, 우유의 단백질은 기본적인 단백질의 영양적 기능 외에 라이신, 메티오닌 등 아미노산이 많아서 곡물을 많이 먹는 우리의 식사에서 부족하기 쉬운 필수아미노산을 보충해주는 역할을 합니다.

우유의 탄수화물 우유의 탄수화물(당질)은 대부분이 유당입니다. 우유가 가진 열량의 30%는 유당이 담당하고 있습니다. 전분 소화능력이 없는 유아에게 유당은 빼놓을 수 없는 열량원입니다. 유당 중 갈락토스는 유아의 두뇌 형성과 깊은 관계가 있다고 합니다. 우유의 탄수화물은 정상 장내세균의 번식을 돕기도 합니다. 이들 세균이 쇠약해지거나 적어지면 인체에 해로운 세균이 번식하게 됩니다. 또한, 장내에서 칼슘, 마그네슘 등의 흡수를 돕는 효과도 있습니다.

우유의 지방 우유의 열량 중 거의 절반은 지방에 의한 것입니다. 이 지방은 아주 미세한 입자의 상태로 우유 중에 분산되어 있어 다른 지방에 비해 소화·흡수가 잘됩니다. 이것은 우유의 지방이 인간의 체온보다 낮은 온도에서 녹아 효소에 의하여 잘 분해되기 때문입니다. 우유의 지방은 공복감을 덜 느끼게 하는 작용도 합니다. 비타민 B의 절약작용이 있으며, 비타민 A, D, E 등의 섭취를 돕습니다.

우유의 칼슘 우유의 칼슘은 약 2/3 정도가 우유의 단백질인 카세인과 결합해 있으며 나머지는 인산칼슘 형태로 존재합니다. 미국인

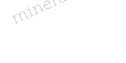

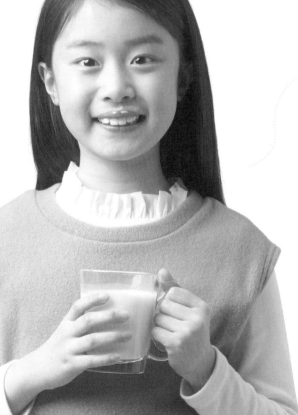

들은 총 칼슘 섭취량의 70% 정도를 우유로부터 공급받고 있습니다. 우리나라에서 칼슘을 공급해주는 식품은 생선, 멸치 등이 있으나 편리성과 칼슘의 이용 효율 등을 생각하면 우유가 가장 좋은 식품이라고 할 수 있습니다. 최근에는 우유의 건강 증진 효과에 대한 인식이 퍼져 칼슘 공급 식품이라는 인식도 높아졌습니다. 특히 어린이, 젊은이, 노인, 임신·수유부 등에게 우유는 가장 좋은 칼슘 공급 식품입니다. 성인은 하루에 2컵(500ml 정도), 젊은이와 임신·수유부, 성장기의 아이들은 3컵 이상의 우유를 먹으면 충분한 칼슘을 섭취할 수 있게 됩니다.

우유의 미네랄 우유 중에는 여러 가지 무기질이 함유되어 있으나 특히 많은 것은 칼슘과 인입니다. 식품에서 칼슘에 대한 인의 비율이 낮으면 구루병의 원인이 되는데 우유는 그 비율이 1:1에 가깝습니다. 인은 뼈나 치아의 구성성분이 되고 체액 중에서 산이나 알칼리를 중화하는 등 조(助)효소 역할을 하는 중요한 미네랄입니다.

우유의 비타민 지금까지 발견된 비타민류를 대부분 함유하고 있는 식품이 우유입니다. 특히 우유는 비타민 B_2의 우수한 공급원입니다. 비타민 B_2는 성장 촉진성 비타민이라고 합니다. 비타민 B_2가 부족하면 성장이 부진해질 뿐 아니라 머리가 빠지고 피부가 거칠어지며 입술이나 혀에 염증이 생깁니다. 또한, 비타민 B_2가 부족하면 식욕 부진, 피로, 신체 저항력 저하, 시력 저하 등의 원인이 되기도 합니다.

성장기 우유 섭취의 유의점
과체중, 비만인 아이에게는 저지방·무지방 우유를 먹이는 것이 바람직합니다. 우유를 먹으면 배가 아프다고 하거나 우유를 싫어하는 아이에게 억지로 먹이지 않도록 주의합니다. 우유에 대한 알레르기가 있을 수 있습니다.

Tip

우유의 소화·흡수를 높이는 방법
1. 빵, 시리얼을과 함께 먹는다.
2. 따뜻하게 데워 먹는다.
3. 소금을 조금 넣어 먹는다.
4. 락토프리(lacto-free) 우유를 먹는다.

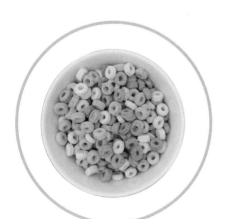
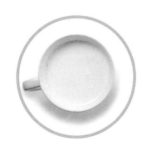

성장에 빨간불 켜는 콩

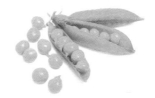

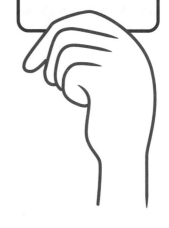

콩은 사춘기 직전의 아이들에게 성조숙증을 일으키는 시한폭탄이 될 수 있습니다.

성조숙증이란 여아의 경우 만 8세 이전에, 남아의 경우 만 10세 이전에 사춘기 발달이 있는 경우를 말합니다. 성조숙증이 있게 되면 비정상적으로 빨리 진행되는 사춘기 발달로 인하여 최종 신장이 작아지거나 유방암 등 호르몬 관련 질환이 발생할 가능성이 커집니다. 특히 또래보다 신체의 성숙 정도가 빨리 진행되므로 감수성이 예민해지는 시기에 불필요한 스트레스가 심해지기도 합니다. 정상적인 사춘기 발달은 여아는 만 10세 이후, 남아는 만 12세 이후입니다.

사춘기 발달이 비정상적으로 빨라지는 이유는 다양합니다. 그중 특별한 신체 원인이나 질환 없이 진행되는 특발성 성조숙증이 있는데, 이 원인은 과잉 영양 상태 또는 소아비만, 내분비교란물질-환경호르몬(프탈레이트, DDT, 이소플라본 등), 유전적 소인, 가정환경과 스트레스, TV 시청 등입니다.

여기서 특히 주목해야 하는 원인이 이소플라본입니다. 이소플라본은 식물성 여성호르몬 물질로 우리 몸에서는 에스트로겐과 비슷한 역할을 합니다. 이소플라본은 우리가 흔히 먹는 검은콩, 대두, 콩나물, 숙주나물, 된장, 춘장, 유부, 아카시아꿀, 석류 등에 다량으로 함유되어 있습니다.

사춘기 발달 초기에는 에스트로겐이 점진적으로 증가하면서 여아의 몸 상태가 변하게 됩니다. 이 시기에 이소플라본이 많이 함유된 콩류를 먹으면 사춘기 변화가 더욱 빠르게 진행되기도 하고, 비정상적으로 일찍 나타날 수도 있습니다.

FDA(美 식품의약국)에서는 사춘기 전 아동의 체내에서 하루 동안 생성되는 에스트로겐 양의 1% 이상을 추가로 섭취하지 않도록, 내분비교란물질-환경호르몬(이소플라본 등)의 섭취를 여아는 3.2ng/day, 남아는 0.43ng/day 미만으로 권고하고 있습니다. 그런데 우리나라 청소년들은 하루 평균 32mg의 이소플라본을 섭취하는 것으로 보고된 적도 있습니다. 이는 FDA 권고량의 1,000만 배에 해당하는 양입니다

(1mg=1,000,000ng, 콩 건조중량 1g당 이소플라본 0.2~1.6mg 함유).

콩은 좋은 음식임이 분명합니다. 하지만 좋은 음식을 과하게 먹는다고 좋은 것만 몇 배로 쌓이는 것이 아니라는 점을 명심해야 합니다.

성장에 방해만 되는 사골국

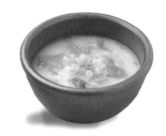

엄마가 밤새 고아낸 사골국은 맛이 좋습니다. 엄마는 뼈를 고아낸 국물이 뼈를 튼튼하게 하고 아이의 몸을 건강하게 만들어줄 것이라 믿고 밤새 수고로움을 아끼지 않습니다. 사실 입이 짧고 마른 아이들에게는 사골국이나 곰탕이 어느 정도 도움이 될 수 있고 가끔 먹는 것은 크게 문제가 되지 않습니다.

다만, 사골국에는 칼슘보다 인이 다량 함유되어 있습니다. 혈액은 칼슘과 인산이 서로 길항작용(생물체 내의 2가지 물질이 어떤 현상에 대해 서로의 역할과 반대로 작용하여 몸의 항상성을 유지하는 것)을 해서 칼슘이 높아지면 인을 배설하고 인이 높아지면 칼슘을 배설합니다. 칼슘과 인이 항상 일정한 비율을 유지하고 있는데 사골국을 먹으면 인 때문에 칼슘 흡수가 억제되므로 생각만큼 뼈에 칼슘이 보충되지 않습니다.

또한, 사골국은 고농도의 단백질, 지방, 콜레스테롤로 구성되어 있고 칼슘은 소량에 불과합니다. 사골국을 많이 먹으면 혈중 지방도 높아지고 콜레스테롤도 증가해 사춘기를 앞당길 수 있습니다.

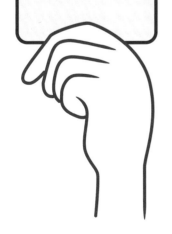

정성껏 고아 먹인 사골국은 고농도의 단백질, 지방, 콜레스테롤 덩어리입니다.

때로
안 먹이는 것만 못한 잡곡밥

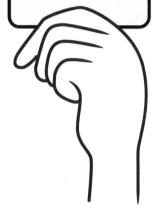

아이가 잘 먹지
못한다면
잡곡 식사에 대해
다시 생각해 보십시오.

흔히 잡곡밥을 먹으면 건강에 좋을 것으로 생각합니다. 하지만, 잡곡밥을 소화하지 못하는 아이가 의외로 많습니다. 비위가 약한 아이들에게 잡곡밥은 오히려 소화기를 더 약하게 만드는 요소가 될 수 있습니다. 소화가 안 되니 식사량은 더 적어지고 키 성장도 더디게 됩니다. 이 아이들을 검사하다 보면 의외로 음식에 대한 알레르기 반응이 많은 것을 확인할 수 있습니다. 이렇게 소화기가 약한 아이들에게는 흰쌀밥을 주는 것이 좋습니다. 아무리 좋은 음식이라도 소화하지 못하면 안 먹느니만 못합니다.

아이가 잡곡밥을 잘 먹고 있다고 해도 문제가 없는 것은 아닙니다. 곡식은 찬 성질의 냉성곡식(보리, 귀리, 팥, 녹두, 메밀, 검은콩, 렌틸콩, 통밀, 율무, 기장)과 따뜻한 성질을 가진 온성곡식(현미, 쌀, 조, 수수, 흑미, 옥수수)으로 나뉩니다. 엄마도 모르는 사이에 아이의 체질에 맞지 않는 잡곡밥을 해주거나, 냉성곡식과 온성곡식을 아이의 건강 상태에 맞지 않게 먹이면 오히려 건강이 나빠지고 키 성장에도 좋지 않습니다. 아이에게 잡곡밥을 먹일 때는 여러 방면으로 살펴보고 신중해질 필요가 있습니다.

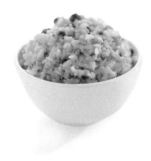

엄마의 요리를
망치는 요소들

"아이가 밥을 안 먹으니
자꾸 밖에서 사 먹이게 돼요."

요즘 엄마들은 아이 공부도 잘 봐주고, 집 인테리어도 센스 있게 잘하는 스마트 맘입니다. 그런데 아이에게 밥을 해주는 일만은 자신이 없다고 합니다. 몸에 나쁜 것은 죄다 빼고 몸에 좋다고 하는 것들만 넣어 만드는데 아이는 도통 먹지를 않습니다. 맛은 조금 없어도 건강에 좋은 거라는 엄마의 말이 아이에게 통할 리 없습니다.

아이에게 엄마의 밥은 항상 맛있어야 합니다. 이것은 아이의 건강뿐 아니라 정서적인 면에서도 매우 중요한 부분입니다. 과거에는 가족이 함께 둘러앉아 한 상에서 엄마가 만든 밥을 먹었고, 중·고등학교 시절까지 도시락을 싸갔습니다. 언제나 엄마의 음식이 최고였습니다. 하지만 요즘은 엄마가 아이에게 맛있는 음식을 해줄 시간이 많지 않습니다. 아이들은 어린이집과 유치원에 다니며 급식을 먹고, 잦은 가족 외식 등으로 엄마의 밥보다 다른 음식에 익숙해지기 쉽습니다.

아이들의 성장을 위해, 이제 다시 엄마의 음식이 최고인 시간으로 돌아가야 합니다. 아이가 좋아할 만한 음식을 만드는 데 더 많은 관심을 가져야 합니다. 엄마가 만드는 밥이 조금 더 맛있어지도록 그동안 오해받아온 조미료에 대해 짚어봅니다.

MSG는 무조건 나쁘다는 오해

" 우리는 MSG를 식품에 첨가하는 것을 '일반적으로 안전하다고 여겨지는 등급'으로 간주한다. 비록 많은 사람이 MSG에 민감하다고 주장하지만, 연구 결과에 따르면 과학자들이 이들에게 MSG와 가짜 약을 주었을 때 MSG 만의 민감성 반응이 지속해서 나타나지는 않았다."

- 1960년대 MSG 유해성 논란에 대해, 미국 식품의약국(FDA)

역사상 가장 큰 오해를 받는 조미료 중 하나가 MSG(L-글루타민산나트륨)입니다.

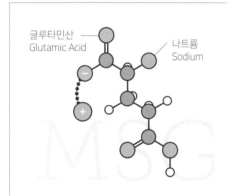

Monosodium Glutamate

글루타민산나트륨(Monosodium Glutamate)이란?

글루타민산나트륨은 식품 제조, 가공 시 맛과 향을 증가시키기 위해 사용되는 식품첨가물이며, 글루타민산에 나트륨이 붙어 있는 염 형태의 물질로 글루타민산염으로 지칭되기도 합니다.

글루타민산나트륨 = 글루타민산(glutamic acid) + 나트륨(sodium)

20세기 초 동경제대의 이케다 키쿠나에 교수는 달고, 시고, 쓰고, 짠 4가지 기본 맛의 범주에 들어가지 않는 글루타민산염의 독특한 맛을 처음 확인합니다. 이케다 교수는 이 새로운 맛을 '우마미(감칠맛)'라고 지칭했습니다. 일본 전통음식의 재료인 다시마(kombu seeweed)로 만든 묽은 수프로 시행한 실험에서 이케다 교수는 우마미(감칠맛)의 근원이 글루타민산염인 것을 확인하였고, 음식 조미료를 만들게 되었습니다. 그 후 글루타민산나트륨은 음식 맛을 더욱 좋게 만드는 수단으로 널리 사용해왔습니다.

오늘날 글루타민산나트륨(MSG)의 대부분은 간장, 식초, 요구르트를 제조하는 방식과 동일한 박테리아 발효 방식으로 생산되고 있습니다. 글루타민산나트륨의 재료는 사탕무, 사탕수수, 당밀 등이 사용됩니다.

우리 체내의 글루타민산

식품 속의 글루타민산 글루타민산은 육류, 채소, 닭고기, 우유 등의 단백질 함유 식품 속에 자연적으로 들어 있습니다. 식품에 들어 있는 글루타민산의 맛은 바로 식별이 안 될 수도 있습니다. 그러나 파마산치즈, 잘 익은 토마토, 버섯 같은 식품에서 독특한 맛을 내는 것이 바로 천연 성분으로 존재하는 글루타민산입니다.

뇌 2.3g

근육 6g

간 0.7g

콩팥 0.7g

혈액 0.04g

체내 자유 글루타민산 함량

우리 몸은 자연적으로 약 10g의 자유 글루타민산(단백질과 연계되어 있는 결합 글루타민산보다 소량 존재)을 가지고 있습니다.
출처: international glutamate information service

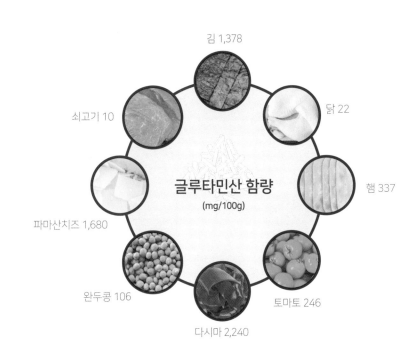

김 1,378

쇠고기 10

닭 22

파마산치즈 1,680

글루타민산 함량
(mg/100g)

햄 337

완두콩 106

다시마 2,240

토마토 246

몸속의 글루타민산 글루타민산은 우리 몸에서 자연적으로 발생하는 물질대사의 산물로, 체내에서 매일 생산되고 소모됩니다. 근육, 뇌, 콩팥, 간과 그 밖의 기관 및 조직에는 자연 발생한 글루타민산이 들어 있습니다. 우리의 소화기계통은 토마토 같은 식품에서 섭취하는 글루타민산과 조미료에서 섭취하는 글루타민산을 구별하지 않습니다.

글루타민산나트륨(MSG)의 장점　글루타민산나트륨(MSG)은 감칠맛을 내기 때문에 많은 식품의 맛을 돋우어줍니다. 이것은 육류와 채소 요리 같은 단백질 함유 음식에서, 각종 소스와 드레싱에서도 효과적으로 작용합니다. 저염분 음식에 L-글루타민산나트륨(염분 함유량, 식탁용 소금의 약 3분의 1 수준)을 소량 사용하면 짠 정도는 유지하되 총 나트륨 섭취량은 20%정도 줄이는 효과도 있습니다.

MSG 사용은 적절히　보통 사람들에게 MSG는 몸에 해롭지 않습니다. 아이들에게 맛있는 밥상을 차려주기 위해서 적절히 잘 활용하는 것은 좋은 일입니다.

참고 : 류미라, ≪맛에 숨은 과학: 맛은 혀끝이 아닌 뇌에서 인지한다≫, 이지사이언스 시리즈 22, 한국식품연구원 외, 2015., Glutamate: The purest taste of umami, miwon.co.kr, 위키피디아

소금이 병을 만든다는 공포

氣味 - 甘，鹹，寒，無毒。	기미는 달고 짜며, 찬 성질을 가지고 있다. 무독하다.
心腹脹堅，腹脹氣滿，	가슴과 배가 그득하고 답답한 것을 치료한다,
乾霍亂病，霍亂轉筋	곽란 병으로 근육 경련이 있는 것을 치료한다,
病後脅脹，胸中痰飲	병 후 가슴이 답답하고 가래가 있는 것을 치료한다,
妊娠心痛不可忍	임신 중 가슴이 아픈 것을 치료한다,
小兒疝氣，	소아의 아랫배가 당기듯 아픈 것을 치료한다,
下痢肛痛不可忍者	설사로 인해 항문에 통증이 생긴 것을 치료한다,
明目堅齒去翳，大利老眼	눈을 밝게 하고 치아를 튼튼히 하며 눈의 예막을 없앤다,
風熱牙痛	염증이 있는 치아 통증을 치료한다,
目中淚出	눈물이 흐르는 것을 치료한다,
口鼻急疳	입과 코에 생기는 염증을 치료한다

－《본초강목 (本草綱目)》의 〈식염(食鹽)〉 중에서

짠맛이 건강을 해친다는 생각으로 병적일 정도로 저염, 무염을 고집하는 엄마들이 있습니다. 하지만 소금은 음식의 맛을 돋우고, 건강을 유지하는 데 절대적으로 필요한 식품입니다. 첨가물이 불분명한 외식을 대신해 소금으로 간을 적절히 한 맛있는 음식은 아이의 몸에 보약이 될 수 있습니다.

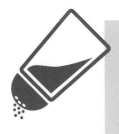

소금의 역할

1. 신진대사를 촉진합니다. 소금은 음식물을 분해하고 노폐물을 배설하고 처리하는 신진대사를 주도합니다. 신진대사가 원활하게 이루어지지 못할 때 혈액이 산성화되고 면역성이 떨어져 각종 질환에 걸릴 확률이 높아집니다.

2. 적혈구의 생성을 돕고 혈관을 청소합니다. 소금 섭취가 부족하면 소화가 안 될 뿐만 아니라 철분 흡수가 부족해져 적혈구가 생성되지 않아 빈혈이 생깁니다. 동맥경화 및 고혈압을 예방하는 역할도 합니다.

3. 체액의 균형을 이룹니다. 염분은 수분을 적당하게 조절하여 신진대사가 산성이나 알칼리성으로 치우치지 않게 하고 영양분을 흡수, 저장하게 합니다.

4. 소화를 돕습니다. 소금은 위와 장벽에 붙은 불순물을 제거하고 장의 유동 작용을 도우며 장내의 이상 발효를 방지하여 장의 기능을 높여줍니다.

5. 해독과 살균작용을 합니다. 염분은 인체 내 해로운 물질이나 세균이 침입하여도 세포와 혈관에는 침입하지 못하도록 인체의 저항력을 높여줍니다.

6. 해열과 지혈 작용을 합니다. 찰과상으로 피가 나는 부위에 소금을 바르면 피가 응고되는 것을 볼 수 있습니다. 소금은 체내에서 해열과 지혈 작용을 하기 때문입니다.

<u>몸에 염분이 부족하면?</u>　신진대사가 부진하여 근육이 딱딱하게 경직되고 소화력이 떨어지며 권태감과 피로를 쉽게 느낍니다. 신진대사가 지체되어 몸속의 노폐물이 쌓여 독소로 변하기 때문입니다. 또한, 우리 몸속 나트륨 농도의 균형이 깨지게 되면 고혈압, 부종, 간경변, 심부전, 이명(귀울림), 만성비염, 탈수증, 저혈압, 비만, 파킨슨병 등에 걸릴 수 있습니다. 정제염이 아닌 열로 불순물을 제거한 자연 소금이나 간장, 된장, 김치, 젓갈로 짠맛을 대신하는 것은 과도한 소금 섭취를 방지하고 적정량의 염분을 섭취하는 좋은 방법입니다.

참고 : 류미라, 《맛에 숨은 과학: 맛은 허끝이 아닌 뇌에서 인지한다》, 이지사이언스 시리즈 22, 한국식품연구원 외, 2015.

아이의 성장에도
전략이 필요합니다

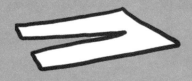

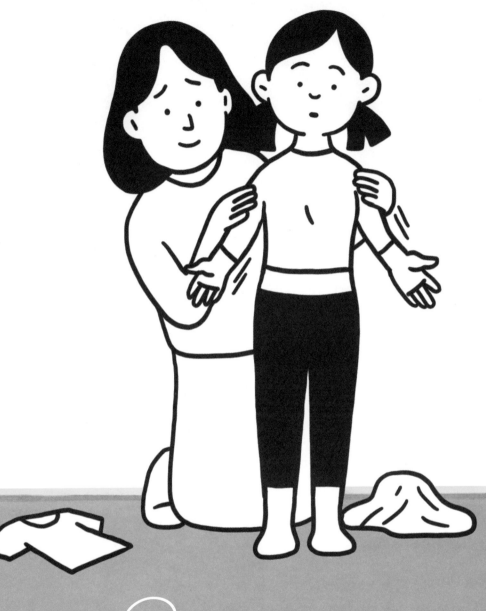

Part. 3 성장 골든타임

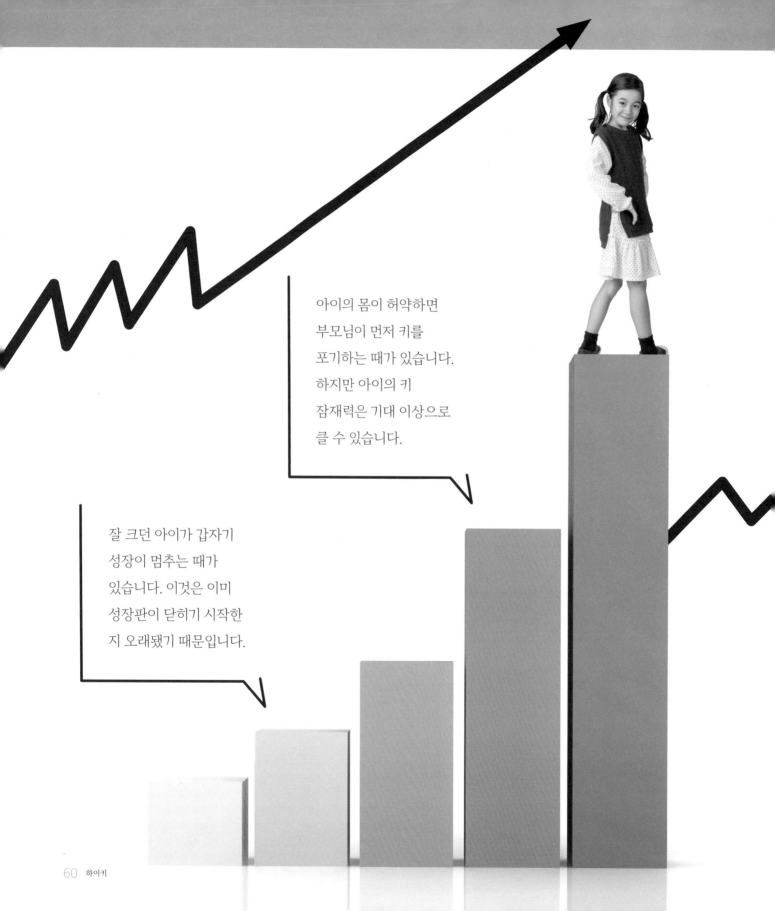

아이의 몸이 허약하면
부모님이 먼저 키를
포기하는 때가 있습니다.
하지만 아이의 키
잠재력은 기대 이상으로
클 수 있습니다.

잘 크던 아이가 갑자기
성장이 멈추는 때가
있습니다. 이것은 이미
성장판이 닫히기 시작한
지 오래됐기 때문입니다.

키가 크는 데는
골든타임이 있다

"공부에만 때가 있는 것이 아니었어요.
키 크는 걸 놓치면 너무 많은 걸
놓치는 건데 말이죠."

2017년 보건복지부 주관으로 대한소아과학회는 한국 소아 신체 발육 표준치를 연구, 발표하였습니다. 한 가지 유념해 살펴봐야 할 점은, 한국 소아 신체 발육 표준치는 아이의 발육 상태를 알 수 있는 좋은 자료이나, 10년마다 발표되는 자료인 까닭에 내 아이가 표준에 해당한다고 하더라도 현 기준으로 보았을 때나 엄마의 희망 키로 보았을 때는 약간 작은 편에 속할 수 있습니다. 발표된 성장곡선을 보면 아이가 사춘기에 이르기 전까지는 매년 4~6cm가 성장하고 사춘기 때는 7~8cm가 성장하며 가파른 상승선을 그리는데 그 후 성장이 둔화되며 성장곡선이 다시 완만해지는 모습을 확인할 수 있습니다. 키가 클 수 있는 성장기는 한정되어 있고 개인마다 차이가 있으니, 아이가 키가 클 수 있는 골든타임을 놓치지 않고 잘 관리해 주는 것이 키 성장의 기본입니다.

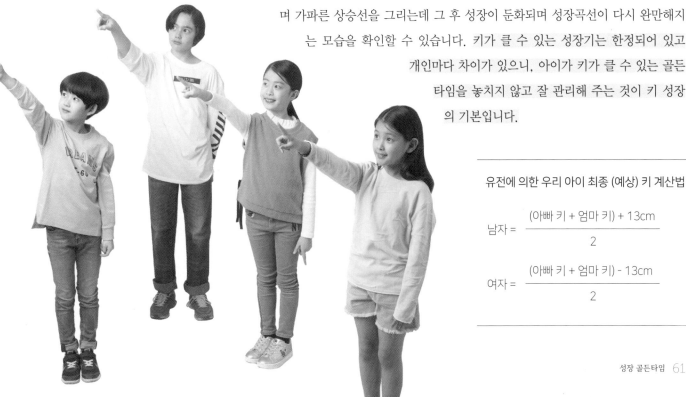

유전에 의한 우리 아이 최종 (예상) 키 계산법

$$남자 = \frac{(아빠 \ 키 + 엄마 \ 키) + 13cm}{2}$$

$$여자 = \frac{(아빠 \ 키 + 엄마 \ 키) - 13cm}{2}$$

2017 소아·청소년 성장도표 신체발육 표준치(보건복지부 질병관리본부)

남아		만 나이 (개월/세)	여아	
체중(kg)	신장(cm)		신장(cm)	체중(kg)
12.2	87.1	2세	85.7	11.5
13.3	91.9	2세 6개월	90.7	12.7
14.7	96.5	3세	95.4	14.2
15.8	99.8	3세 6개월	98.6	15.2
16.8	103.1	4세	101.9	16.3
17.9	106.3	4세 6개월	105.1	17.3
19.0	109.6	5세	108.4	18.4
20.1	112.8	5세 6개월	111.6	19.5
21.3	115.9	6세	114.7	20.7
22.7	119.0	6세 6개월	117.8	22.0
24.2	122.1	7세	120.8	23.4
27.5	127.9	8세	126.7	26.6
31.3	133.4	9세	132.6	30.2
35.5	138.8	10세	139.1	34.4
40.2	144.7	11세	145.8	39.1
45.4	151.4	12세	151.7	43.7
50.9	158.6	13세	155.9	47.7
56.0	165.0	14세	158.3	50.5
60.1	169.2	15세	159.5	52.6
63.1	171.4	16세	160.0	53.7
65.0	172.6	17세	160.2	54.1
66.7	173.6	18세	160.6	54.0

신장 및 체중의 성장도표

3~18세

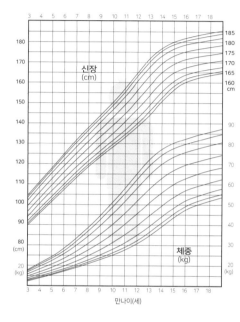

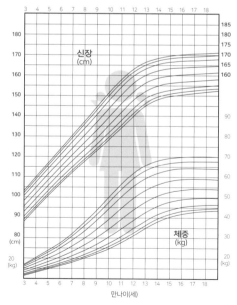

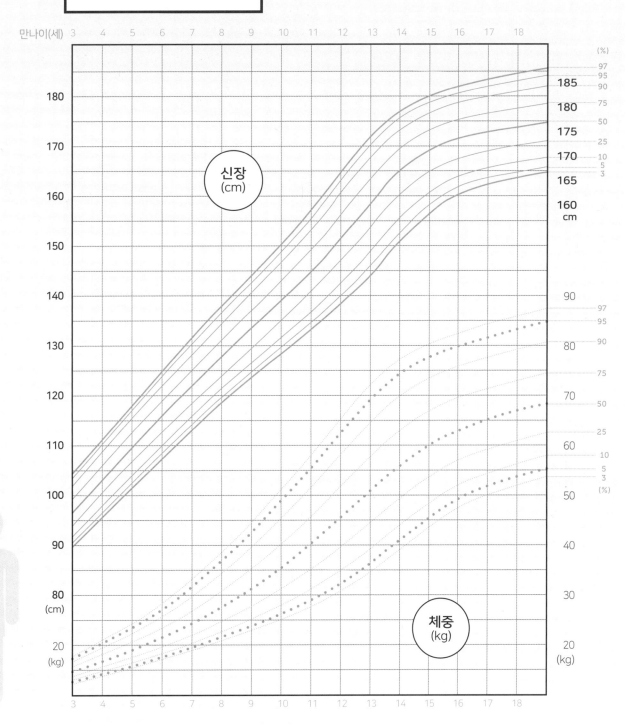

남자의 성장곡선(3~18세)

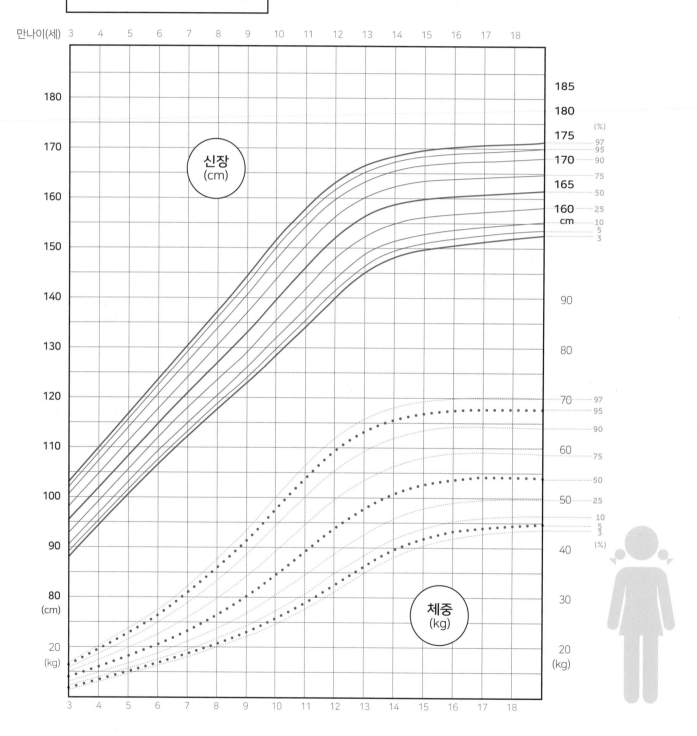

여아의 성장곡선(3~18세)

현재 키와 성장곡선을 통해 내 아이의 최종 키를 예상해보자

*성장곡선의 예상 키는 실제로 클 수 있는 키와 다를 수 있습니다.

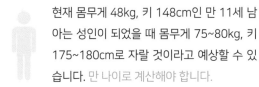 현재 몸무게 48kg, 키 148cm인 만 11세 남아는 성인이 되었을 때 몸무게 75~80kg, 키 175~180cm로 자랄 것이라고 예상할 수 있습니다. 만 나이로 계산해야 합니다.

 현재 몸무게 40kg, 키 135cm인 만 10세 6개월 여아는 성인이 되었을 때 몸무게 55~60kg, 키 155~160cm로 자랄 것이라고 예상할 수 있습니다.

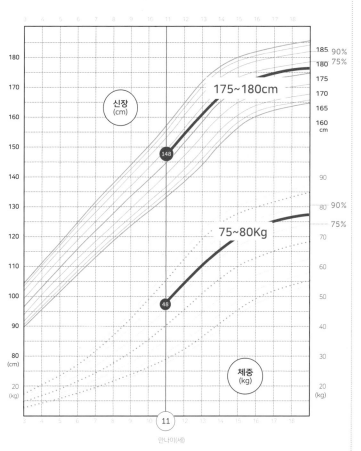

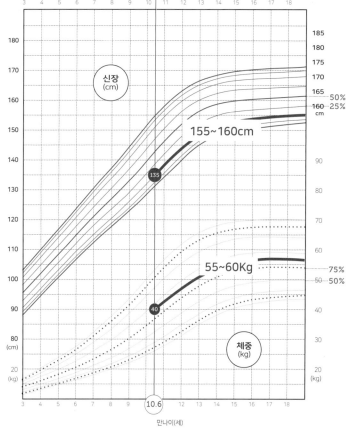

성장곡선은 연속적인 관찰이 필요하다

소아청소년 성장곡선 표준 발육 성장 도표에서 현재 내 아이의 나이와 신장, 체중을 찾아 해당하는 지점의 곡선을 따라가다 보면 아이의 최종 키를 예상해볼 수 있습니다. 정상적으로 성장하는 아이는 대체적으로 정해진 백분위 수곡선을 따라 자라기 때문입니다.

하지만 아이가 반드시 성장곡선에서 예상되는 대로 자라는 것은 아닙니다. 생활습관, 운동, 영양, 건강, 사춘기 발달 시기, 스트레스 등에 의해 곡선의 위치는 바뀔 수 있습니다. 성장곡선은 예상치일 뿐입니다. 사춘기와 급성장기가 나타나는 시기와 정도에 따라 성장곡선이 상향 또는 하향 이동할 수도 있습니다.

하이키한의원에 방문한 12세 남아는 몸무게 42.5kg, 키 142cm로 성인이 되었을 때 몸무게 60~65kg, 키 165~170cm로 자랄 것이라고 예상되었습니다. 그러나 성장 한약을 처방받고 6개월 만에 몸무게 45kg, 키 148.8cm로 자라 성장곡선이 상향 이동하였습니다. 이 아이가 성인이 되었을 때 몸무게는 60~65kg, 키는 170~175cm로 자랄 것이라고 예상치가 바뀌었습니다. 이처럼 성장을 평가하는 데는 어느 한 시점의 계측치로 판단할 것이 아니라 연속적인 관찰이 필요합니다. 현재 아이의 키가 작다고 하더라도 성장치료를 하면 더 많이 클 수 있고 상향 곡선으로 이동할 수 있습니다.

성장곡선에서 25% 이하에 있는 아이는
전문 성장클리닉에서 상담을 받는 것이 좋다.

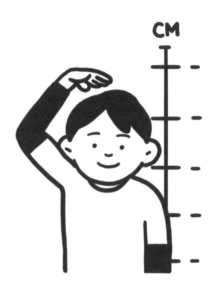

늦게 크는 아이들도 있다

성장 과정에서 보면 일반적으로 여자는 16세, 남자는 18세에 거의 성장이 완료됩니다. 그 후에는 기껏 커봐야 1~2cm 정도입니다. 그러나 사춘기 발달이 늦게 진행되어 늦게 크는 아이들이 있습니다. 이 아이들은 다른 아이들이 다들 이차성징이라고 하는 사춘기를 겪을 때도, 여전히 애티가 나다가 다른 아이들이 다 큰 뒤에야 사춘기를 맞이하고 그 무렵부터 급성장하여 정상적인 성인의 키에 도달하게 됩니다. 이런 경우 대개 늦게 큰 가족 내력이 있습니다. 하지만 문제는 모든 아이가 반드시 나중에 크리라는 보장이 없다는 사실입니다. 또한, 가족 내력만 믿고 기다리다가 성장판이 아예 닫혀버리면 아이의 키는 영영 돌이킬 수가 없습니다. 아빠는 늦게까지 커서 180cm, 엄마도 늦게까지 커서 170cm가 되었다고 하더라도, 아이는 성조숙증으로 인해 사춘기가 빨라져 성장이 일찍 멈추고 키도 작아질 수 있습니다. 무턱대고 기

Tip

늦게 크는 아이라고 판단되는 조건들

① 가족력이 있다.
② 출생 시 몸무게와 신장이 정상이다.
③ 1세 전후에 성장이 느려져서, 키 순서대로 100명 중에서 3번째 이하다.
④ 그 후에는 1년에 5~6cm가량 자라서 정상적인 성장곡선을 이루며 자란다.
⑤ 건강하며 특이한 질환이 없다.
⑥ 뼈의 나이와 키의 나이가 같이 늦어진다. 즉, 실제 나이가 7세라고 해도 뼈의 골화 상태를 측정하면 5살이고 5살에 맞는 평균적인 키를 가지고 있다.

Tip

일찍 성장이 멈추는 아이라고 판단되는 조건들

① 부모 중 한 명이라도 키 성장이 일찍 멈췄다.
② 부모 중 한 명이라도 평균 키보다 작다.
③ 뼈 나이가 자기 나이보다 많다.
④ 나이보다 이차성징이 빠르게 진행되고 있다.

다리기보다는 아이가 나중에 클 수 있는 요소가 있는지 정밀한 진단과 점검이 필요합니다.

빨리 크는 아이들도 있다

엄마, 아빠 때와 달리 우리 아이들의 성장 속도는 빨라졌습니다. 빨라진 성장 속도만큼 성인이 될 때까지 쭉 잘 커준다면 문제가 없겠지만, 성장 속도가 빨라지면서 또래 아이들보다 성적 발달이 빠른 아이들도 늘어나고 있습니다. 빠른 성장 속도에 따라 2차 성징과 급성장기를 너무 빨리 경험하고 키 성장 또한 빠르게 멈추는 성조숙증이 늘고 있는 것입니다. 아이들의 키 성장 속도가 빨라진 이후 평균 키에 도달하지 못하는 아이들이 늘고 있습니다. 아이의 키에 대한 엄마, 아빠의 관심은 커졌지만, 성조숙증의 예방과 치료는 아직 부족한 상황입니다. 환경, 식생활, 특히 부모 중 한 명이라도 성장이 일찍 멈춘 유전적 영향이 있다면 아이의 성장을 잘 살펴 미리 확인하고 전문 성장클리닉을 통해 대비해야 하겠습니다.

전문적인 성장관리는 언제 시작하는 것이 좋을까

일반적으로 성장 치료가 반드시 필요한 아이들은 1년에 4cm 미만으로 자라는 아이, 또래보다 10cm 정도 작은 아이, 반에서 작은 순으로 5번째 안에 드는 아이, 성장곡선에서 25% 미만인 아이들입니다. 큰 키를 꿈꾸는 많은 아이에게 전문적인 성장관리는 꼭 필요합니다.

자라나는 아이들에게 꾸준한 성장관리는 기본이겠지만, 더욱 전문적인 골든타임은 바로 사춘기가 오기 전입니다. 사춘기 이후 치료를 시작하면 성장할 수 있는 시간도 짧고 효과도 만족스럽지 못한 경우가 많습니다. 따라서 여아는 보통 만 10세 이전, 남아는 12세 이전이 전문적인 성장관리의 적기입니다. 척추나 골반이 틀어지거나 다리가 휜 것을 발견했을 때도 사춘기 이전에 교정해주는 것이 좋습니다. 만일 아이가 초경을 시작했거나 변성기가 찾아왔더라도 아직은 성장판이 다 닫힌 것이 아니고 1~2년 정도 더 자랄 수 있으니 전문적인 관리와 노력 여하에 따라 키가 5~10cm가량 더 클 수 있습니다.

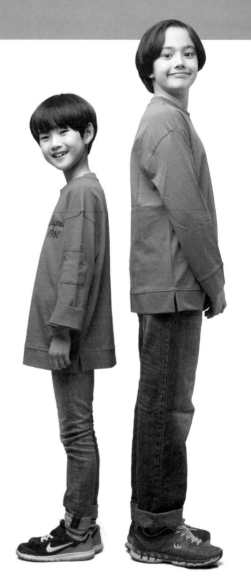

키가 크는 데는
과정이 있다

"눈에 보이는 키, 눈에 보이지 않는 키,
우리 아이에겐 모두 중요한 걸 이제야 알았네요."

키가 자라는 과정

어린아이들은 짧은 시간에 많이 자랍니다. 일반적으로 성장이 빠르면 건강하다고 보면 됩니다. 상대적으로 성장이 늦은 아이는 몸의 어딘가에 문제가 있는 건 아닌지 살펴보아야 합니다.

출생 시 평균 키는 약 50cm이며 생후 1년간은 25cm쯤 성장하고 2년째에는 12.5cm 성장하며 그 뒤 사춘기까지 해마다 평균 4~6cm 정도씩 자랍니다. 사춘기가 되면 키가 급속히 크는데 연간 6~8cm가 자랍니다. 만 4세 때는 출생 시 키의 2배, 만 12세에는 약 3배(150cm)에 도달합니다. 따라서 초등학교에 들어간 이후 1년에 4cm 이하로 자란다고 하면 성장 부진을 유발하는 인자를 찾아보아야 합니다.

몸무게가 늘어가는 과정

성장을 키가 크는 개념으로만 보면 안 됩니다. 체중이 느는 것도 성장의 중요한 한 부분입니다. 근육, 지방이 적절하게 늘어야 합니다. 출생 시 체중은 보통 3.3kg이지만 2.6~3.1kg이면 정상에 속합니다. 평균적으로 열 살이 되면 출생 시 체중의 9배인 30kg이 됩니다. 초등학교 입학 후 키가 2~3cm 클 때 1kg 정도 체중이 늘어나는 것이 적당합니다. 일반적으로 아이는 조금 통통했다가 살이 약간 빠지면서 키가 크는 현상을 반복합니다. 체중이 과하게 늘어 소아비만이 되면 오히려 키가 더디게 크기도 합니다.

뼈가 자라는 과정

키가 크는 것은 바로 뼈가 자라는 것입니다. 뼈가 자란다는 것은 길이와 무게, 두께 모두가 증가하는 것을 말합니다. 우리 몸의 모든 뼈에는 성장판이라고 하는 뼈가 자라는 부위가 있습니다. 성장판은 연골로 형성되어 있습니다. 곧 부드러운 조직입니다. 이 부분의 증식 과정이 바로 뼈가 자라는 과정입니다.

뼈의 골화 과정

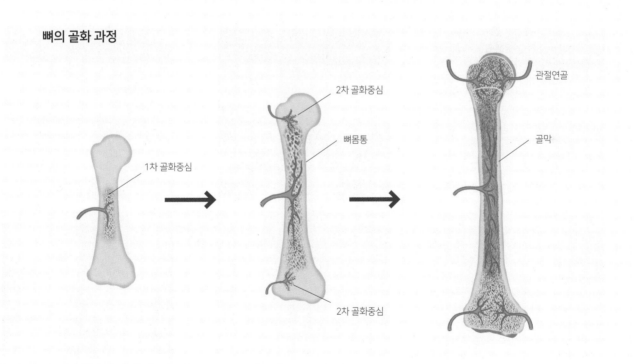

1차 골화중심

2차 골화중심
뼈몸통
2차 골화중심

관절연골
골막

태아기부터 시작되는 골화 성인과 같은 골격은 이미 태아기에 형성됩니다. 임신 3개월의 태아기에 앞으로 뼈가 될 부위는 매우 부드러운 연골 상태로 형성됩니다. 발육

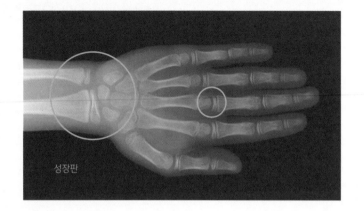

성장판

Grwoth Plate 성장판이란?

성장판은 팔과 다리 등 긴 뼈의 끝에 위치하며, 뼈가 자라 키를 크게 하는 장소로서 연골로 된 판을 말합니다.

열려있는 성장판   닫혀가는 성장판   닫힌 상태

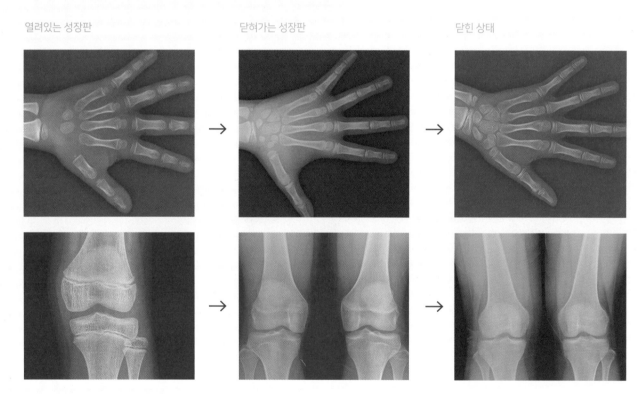

성장판으로 뼈 나이를 평가할 수 있는 부위는 손목, 무릎, 발뒤꿈치 뼈입니다.
손목의 성장판으로 뼈 나이를 판단할 때는 손목에 있는 뼈의 골화 정도를 보고 예측하게 됩니다. 뼈의 모양을 보고 뼈 나이가 어느 정도의 상태인지 추정할 수 있습니다. 최근에는 발뒤꿈치뼈의 성장판과 골밀도를 측정해서 뼈 나이를 산출하기도 합니다. 성장판이 닫히면 대부분 성장이 종료되는 것으로 판단합니다. 그러나 항상 예외는 있기 마련으로, 완전히 단정하기는 어렵습니다.

과정을 거치면서 이곳에 뼈를 만드는 골세포가 침투하여 점차 본격적으로 뼈를 만듭니다. 이런 과정을 전문용어로 '골화'라고 합니다.

골화는 평생 이루어집니다   출생 시부터 25년 남짓 거의 모든 뼈가 완성되고 그 뒤에는 극히 제한적으로 이루어집니다. 그러나 사고로 인해 뼈가 부러지면 국소적인 골화 과정이 다시 진행됩니다. 이런 과정을 거쳐 부러졌던 뼈가 다시 붙고 원형대로 복원됩니다. 초기에 연골 상태인 뼈는 연골 세포가 연골이라는 물질 속에 파묻혀 있는 모양입니다. 그러다가 어린 연골 세포가 점차 자라나면 연골의 기질에 칼슘이 침착, 석회화되면서 단단한 뼈로 바뀝니다. 단단한 뼈가 된 연골 세포는 영양을 공급받지 못해 죽게 되고 그 자리에 골모 세포가 나타납니다. 골모 세포는 뼈의 기본적인 형태를 세포 주위에 만들어 놓음으로써 본격적인 뼈의 모양을 만듭니다. 골모 세포는 어느 정도의 뼈를 만들고 나면 점차 퇴화하면서 작은 관을 형성합니다. 이 관 안에는 액체가 채워지고 이 관을 통해 골모 세포와 모세혈관 사이의 물질 교환이 이루어집니다.

초기에 엄마 배 속에서 이루어지는 골화 과정은 뼈의 중앙부에서 발생합니다. 점차 어느 정도 크기가 되면 자연스럽게 양 끝 모서리로 골화 중심이 이동합니다. 이런 과정이 완성되면 뼈의 가장자리에 얇은 층을 이루는 연골이 남게 됩니다. 이 연골이 바로 키 크기의 비밀을 쥔 '성장판 연골'입니다. 성장판 연골은 계속해서 증식과 분열을 거듭하는데, 이것이 바로 뼈가 길게 자라고 키가 크는 과정입니다.

이 연골이 증식하고 분열하면서 길이로 성장하고 그 뒤쪽 부분은 다시 골화를 거쳐 단단한 골조직으로 변화하기 시작합니다. 성장판 연골이 증식하고 분열하는 과정이 성장판의 골화보다 빠르게 이루어지면 계속 성장하는 것이고, 느리게 이루어지면 곧 성장이 느려지고 마침내 멈추게 됩니다. 따라서 아이가 전문 성장관리 프로그램의 도움을 받고 있다면 바로 이 성장판의 골화를 어떻게 관리하느냐가 성장관리의 질을 좌우할 것입니다. 뼈는 길어지면서 굵어집니다. 또한, 굵어진 뼛속에 터널과 같은 관이 생겨나 점차 넓어지면서 그 안에 생명체의 중요한 정보가 담긴 골수가 저장됩니다. 완성된 뼈의 구조물은 마치 굵은 낚싯대 속에 차곡차곡 접어놓은 낚싯대 다발을 묶어놓은 모양입니다.

뼈 나이에 대한 오해

성인의 몸속 뼈의 개수는 206개입니다. 태어날 때는 350여 개였다가 자라면서 서로 달라붙어 성인이 되면 206개로 줄어듭니다. 이런 뼈에는 나이가 있는데, 뼈 나이는 개인의 성장 잠재력을 표현합니다. 성장클리닉 진료 과정에서 기본이 되는 검사 중 하나가 바로 뼈 나이를 판단하는 골연령 검사입니다. 내분비계통에 문제가 있거나 성장이 부진하다면 골연령 검사는 필수적입니다.

하지만 뼈 나이가 실제 나이보다 적게 나왔다고 크게 기뻐할 일도, 많게 나왔다고 해서 크게 낙담할 일도 아닙니다.

문제는 뼈 나이를 진단하는 기준이 조금씩 다르다는 데 있습니다. 일반적으로는 엑스레이로 손목을 촬영해 뼈의 발달 단계를 보면서 뼈 나이를 판단합니다. 초음파 방식은 발뒤꿈치의 성장판과 골밀도를 파악해 뼈 나이를 진단합니다. 사람의 나이를 판단할 때 얼굴, 피부, 근육을 보느냐에 따라 결과가 다르듯이, 뼈 나이도 오차가 생길 수 있습니다.

또한, 뼈 나이가 일정한 기간으로 진행되는 것이 아니라는 점도 중요합니다. 가령 뼈 나이가 13세이고 현재 실제 나이가 15세라고 한다면 뼈 나이가 2살 적기 때문에 앞으로 2년간 더 클 것으로 이해하기 쉬운데, 반드시 그렇지 않다는데 문제가 있습니다. 이제까지 알려진 바로는 뼈 나이가 2년 어린 경우 그중에서 70~80%만이 실제로 2년 늦게까지 성장한다고 합니다.

그래서 성장 단계를 판단할 때는 뼈 나이뿐만 아니라 체중과 성장에 관여하는 여러 호르몬의 변화 등을 다각적으로 같이 살펴보아야 합니다. 살이 갑자기 많이 찌거나 성호르몬이 많이 분비되어도 뼈 나이는 빨리 진행됩니다.

근육이 자라지 않으면 키도 자라지 않는다

우리 몸의 근육은 크고 작은 것을 모두 합치면 대략 400여 개가 있고, 그곳에 있는 세포의 수는 어른이 되었을 때도 신생아 때와 비교하여 거의 변화가 없다고 합니다. 언뜻 생각하면 이해하기가 힘든 내용일 것입니다. 우리 몸의 모든 장기가 몸집을 불려나가는 과정은 바로 세포 분열을 통해서 이루어집니다. 세포가 분열과 증식을 거듭하면서 장기의 무게가 늘어나고 커지는 것입니다. 그러나 근육 세포는 뇌 신경이나 척수와 마찬가지로 유아기에 이미 모든 기능이 완성됩니다. 곧 세포의 숫자는 유

Tip

오스굿-슐라터병(Osgood-Schlatter disease)은 성장판 이상과 관련이 없습니다

오스굿-슐라터병은 10~15세 남학생에게 생기는 흔한 무릎 통증 중 하나입니다. 성장기에 운동량이 급격하게 늘어나면서 근육은 성장하고 뼈는 아직 단단하지 않아 뼈의 이상 변형이 시작되는 것입니다. 축구, 달리기 등을 하고 나서 무릎 아래쪽이 부어오르면서 아파합니다. 특히 계단을 오를 때 심한 통증을 느낍니다. 오스굿-슐라터병은 간단한 X-ray 촬영만으로도 진단할 수 있으며, 무릎 통증을 일으킬 만한 운동을 자제하면 증상이 저절로 사라집니다.

하지만 오스굿-슐라터병이라고 알려진 무릎 통증은 성장판 상태와 관계가 없습니다. 보통 무릎 통증이 생기면 부모님들은 성장판에 이상이 있을 것이라고 걱정을 많이 하는데, 이 병은 성장기 아이들에게 흔히 나타나는 질환이며 키 성장에는 크게 지장이 없습니다. 다만, 근육의 발달이 부족하여 생기는 질환이다 보니 단백질 음식 섭취와 충분한 휴식이 필요합니다. 또한, 무릎 통증이 조금 있더라도 스트레칭, 체조, 걷기 운동과 같은 가벼운 운동은 키 성장을 위해 꼭 필요합니다.

아기에 거의 모두 완성된다는 뜻입니다. 단지 자라면서 근육의 길이가 늘어나고 굵어지는 과정을 거치는 것입니다. 골격과 골격을 이어주고 뼈의 움직임을 자유롭게 하는 것이 근육의 역할입니다. 그래서 근육이 자라지 않으면 뼈의 성장이 불가능합니다. 따라서 성장을 위해서는 적절한 근육의 발달이 필수적인 요소가 됩니다.

그렇다면 근육 세포의 숫자가 늘어나지 않는데도 성장이 가능한 이유는 무엇일까요? 그것은 근육의 기본 단위인 근섬유가 굵어지거나 길어지면서 근육이 발달하기 때문입니다. 따라서 성장의 비밀은 여기에도 있습니다. 바로 근육의 적당한 발달이 골격의 성장에 큰 영향을 미친다는 사실입니다.

성장판 연골의 성장도 적당한 압력이 가해져야 연골의 증식과 분열이 촉진될 수 있다고 한 바 있습니다. 골격의 성장에 운동이 필수적이듯 근육의 발달을 위해서도 운동은 반드시 하는 것이 바람직합니다.

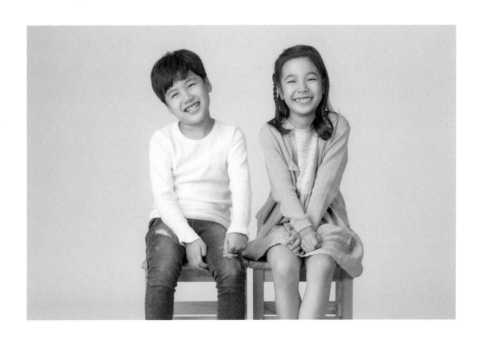

급성장기를 위한
관리법은

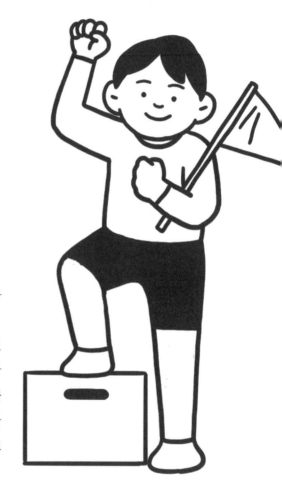

"성장통이 심해도 크느라 그러려니
반가워만 하고 있었네요."

키는 봄에 가장 많이 큰다

키는 만물이 소생하는 봄에 가장 많이 크고, 가을에 가장 더디게 큽니다. 따라서 봄철에 감기나 그 밖의 질환을 앓으면 성장에 상당한 손해를 보게 됩니다.

한방에서는 봄을 가리켜 만물이 소생하고 일어나는 때란 의미로 '발생지절(發生之節)'이라고 부릅니다. 봄이 되면 우리 몸의 혈액순환과 신진대사도 활발해지기 시작합니다. 그만큼 영양분도 많이 필요해서 잘 먹어야 하는 계절이기도 합니다. 산과 들에서 봄의 기운과 햇살을 듬뿍 받고 올라온 각종 봄 채소를 챙겨 먹이는 것이 중요합니다. 또한, 이 시기에 키 성장을 돕는 한약을 달여 먹이면 키 성장에도 좋고 질병도 예방할 수 있어 더욱 효과적입니다.

학업 스트레스에서 자유로운 방학 동안 키는 더 큰다

<u>여름방학 동안 쑥쑥 키 크는 법</u> 가장 중요한 것은 한 학기 동안 열심히 공부한 아이들이 방학을 이용하여 키가 쑥쑥 클 수 있도록 충분한 휴식과 규칙적인 생활습관을 갖도록 해주는 일입니다. 또한, 충분한 영양 섭취도 꼭 필요합니다. 여름에는 땀을 많

이 흘리게 되고, 특히 땀으로 칼슘이 많이 빠져나갑니다. 그래서 여름에는 칼슘이 풍부한 음식을 더 많이 섭취하도록 해야 합니다.

1. 규칙적인 생활습관 갖기(일찍 자고 일찍 일어나기)

2. 우유는 하루 3잔 이상 마시기

3. 뜨거운 햇볕은 피하고, 12시와 3시 사이에는 야외 활동을 줄이기

4. 시원한 아침, 저녁에 운동하기(줄넘기, 수영 등)

5. 차가운 음료나 아이스크림, 얼음 등은 가급적 적게 먹기

6. 제철 과일을 많이 먹기

7. 따뜻한 음식으로 기운 보충하기

8. 땀을 많이 흘린 경우에는 우유를 충분히 마시기

9. 게임이나 TV는 가급적 멀리하기

10. 즐거운 여름방학 만들기

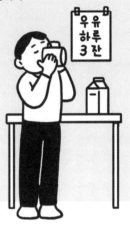

겨울방학 동안 쑥쑥 키 크는 법 성장기 아이들에게 겨울방학은 키 성장에 중요한 터닝포인트가 될 수 있습니다. 겨울에는 면역력이 약해져 아이들이 독감, 감기, 호흡기 질환, 알레르기 등 질병에 노출되기 쉽고 바깥 활동이 줄어 성장을 촉진하는 활동 및 운동을 멀리하게 됩니다.

이런 이유로, 전문의들은 겨울방학을 성장을 방해하는 질병에 더욱 적극적으로 대비하고 떨어진 면역력을 높이며 실내 운동을 적절히 함으로써 지체된 성장을 올바른 속도로 바꿀 수 있는 또 하나의 중요한 시기라고 말합니다.

성장에 성장통은 필수가 아니다

성장통이란 아이들이 키가 크는 과정에서 발생하는 무릎이나 발목의 통증을 말합니다. 일반적인 성장통은 성장이 빠른 3~12세 아이에게 나타납니다. 이유 없는 미

열이나 짜증도 성장통의 한 현상입니다. 성장통은 주로 무릎이나 허벅지, 정강이, 발목, 손목 등에 통증이 일어나는 것이 특징입니다. 특히 저녁, 잠이 들 무렵 심하게 나타납니다. 예전에는 성장통이 있으면, 단순히 키가 크려고 한다고 생각했지만 키가 한창 자라는 급성장기의 모든 아이에게 성장통이 나타나지는 않습니다. 성장통이 심한 아이들이 있는가 하면, 약하게 나타나는 아이들도 있습니다. 물론 성장통이 없는 아이들도 있습니다. 수면을 방해할 정도로 성장통이 극심하거나, 한 달 이상 지속된다면 전문가의 도움을 받아보는 것이 좋습니다.

성장통의 원인　몸의 변화에 따라 나타나는 성장통은 다른 의미로 보면 무엇인가 부족하다는 신호일 수도 있습니다. 마르고 약한 아이들이 성장통을 더 자주 호소합니다. 키가 크려는데 영양분이 부족해서 나타나는 현상입니다. 성장통을 겪는 아이 대부분이 영양 상태가 부실하다고 보면 됩니다. 마르고 약한 체질인 아이에게 보약만 먹여도 성장통이 완화되는 경우가 흔합니다.

하이키한의원 성장클리닉은 지난 10년간 성장통이 있는 아이들과 성장통이 없는 아이들을 비교 분석한 바 있습니다. 성장통이 약하거나 별로 느끼지 못하는 아이들과 성장통이 심하게 나타나는 아이들 간의 중요한 차이점은 바로 칼슘이었습니다. 성장통이 심했던 아이들은 칼슘 섭취가 부족했고, 성장통이 약하거나 없었던 아이들은 칼슘 섭취가 충분했습니다. 성장통이 심한 아이들은 우유, 치즈, 요구르트 같은 유제품을 충분히 섭취하도록 해야 합니다.

또한, 다리가 굵고 살이 단단한 아이들도 성장통을 자주 호소하는데 이런 경우엔 혈액순환을 원활하게 하는 치료가 더 좋은 효과를 보입니다.

성장통이 심한 아이는 키도 작아　성장통과 키 성장과의 상관성을 살펴보니, 성장통을 자주 겪은 아이들은 성장통이 없는 아이들보다 키도 작고 덜 크는 것으로 확인되었습니다. 이러한 결과는 성장통이 있어야 키가 잘 큰다는 속설을 뒤엎는 것이었습니다. 키가 많이 크다 보니 성장통이 나타나는 것이 아니라, 성장통이 있는 아이들은 오히려 키가 덜 큰다는 것입니다.

그래서 하이키한의원은 성장통이 있는 아이들에게는 칼슘을 많이 섭취하도록 권하

성장통이 심한 아이는 칼슘 부족이 원인일 수 있습니다. 이 경우 칼슘 영양제를 섭취하는 것만으로도 성장통을 줄일 수 있습니다.

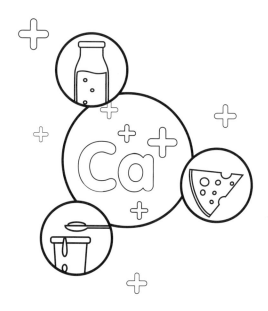

성장통 줄이는 법

1. 따뜻한 찜질
2. 성장통이 있는 관절 주변 마사지
3. 우유나 칼슘 영양제 섭취
4. 걷기, 줄넘기 등 적절한 운동
5. 단백질 음식 섭취

고 있습니다. 키 크는 한약을 복용하면서 칼슘이 풍부한 우유
를 잘 마시는 아이들이 좀 더 키도 크고 성장통도 줄어드는 것
으로 확인되고 있습니다.

또한, 성장통에는 온찜질도 효과적입니다. 살이 쪘거나 운동을 심하게 하는 아이들
은 다리나 관절 근육에 피로물질이 축적되어 순환이 안 되면서 성장통을 호소하는
데, 이때는 따뜻한 찜질만으로도 해소가 됩니다.

성장에는 알맞은 운동과 신체적인 자극이 필요하다

아이들은 뛰어놀고 운동을 함으로써 성장이 촉진됩니다. 가만히 앉아만 있는 아이들
은 어느 정도 자라긴 하지만 결국 성장이 느려집니다.

좋은 음식, 운동과 함께 바른 체형도 중요합니다. 체형 이상은 곧 성장판의 자극과
연관이 있습니다. 관절 배열이 틀어져 성장판이 제대로 자극을 받지 못하면 성장호
르몬의 분비가 활발히 이루어지지 못합니다.

일상생활에서의 올바른 자세 갖기

1. 놀이터에서 즐겁게 놀게 하되 항상 바른 자세를 취하도록 한다.

2. 발레, 태권도, 검도 등을 통해 바른 자세를 잡는 것도 좋다.

3. 아이의 체형을 최대한 고려해 운동을 시킨다.

4. 기지개는 가장 쉽고 좋은 자세 운동이므로 자주 하는 습관을 들인다.

5. 아이가 자기 전에 손발을 충분히 주물러주면 자세도 바로잡고
   성장호르몬의 분비도 증가한다.

6. 1시간에 한 번씩 책상에서 일어나도록 한다.

7. 장시간 무릎 꿇는 것을 피한다.

8. 스마트폰, 컴퓨터 사용을 줄인다.

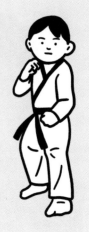

성장 자극혈

엄마 손은 약손!
키를 크게 하는 약침손!

성장혈을 자극하면 키가 큰다

예로부터 한의학에서는 사람의 몸에 기를 통하게 하고 혈액순환을 원활하게 해주는
혈 자리가 있다고 합니다. 우리 몸 곳곳에 있는 혈 자리에 침을 놓거나 뜸을 뜨거나
지압을 하여 병을 치료하기도 하고 기운을 되찾기도 합니다. 이 혈 자리 중에는 아이
들의 성장에 도움을 주는 곳도 있습니다.
성장에 좋은 혈 자리는 주로 다리 쪽에 많은데, 아이들이 잠자리에 들기 전이나 막
자고 일어났을 때, 또는 피곤해 보일 때 지압하듯이 엄지손가락으로 1분 남짓 꾹꾹
눌러주면 좋습니다.

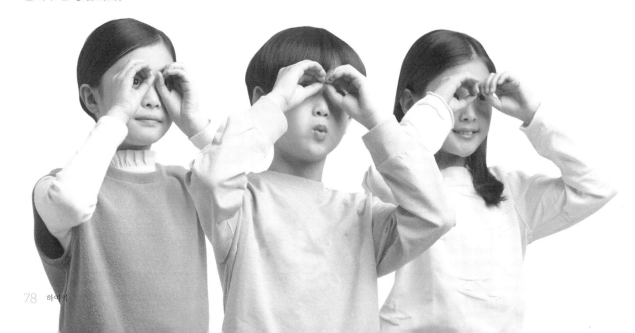

매일 자극하면 키가 커지는 성장혈

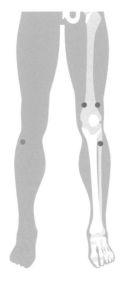 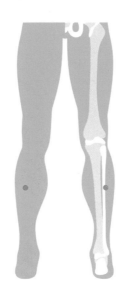 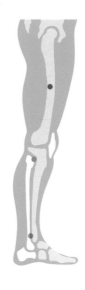

● 무릎의 오목하게 들어간 부분
무릎을 세우고 앉은 자세에서 엄지와 검지로 집듯이 눌러
준다. 5회 반복

● 무릎 바깥쪽 아래로 5cm 내려간 지점
무릎을 세우고 앉은 자세에서 무릎관절 방향으로 누른다.
엄지손가락의 지문이 있는 부분으로 10초 동안 5회 반복

● 다리의 바깥쪽에서 무릎 바깥쪽 아래로 2cm 내려간 지점
무릎을 세우고 앉은 자세에서 엄지손가락을 수직으로 하여
20초 동안 3회 반복

● 종아리 쪽 장딴지 근육이 갈라지는 가운데 지점
무릎을 세우고 앉은 자세에서 종아리를 휘어잡듯이 양쪽
엄지를 겹쳐 20초 동안 3회 반복

● 다리 바깥쪽 복사뼈의 위로 5cm 올라간 지점
무릎을 세우고 앉은 자세에서 엄지 끝으로 복사뼈 방향으로
10초 동안 5회 반복

● 서서 양손을 내린 자세에서 중지의 끝이 닿는 허벅지 바깥쪽
부드럽게 3회 반복

point

1. 아프지 않게 부드럽게 자극합니다.
2. 정확한 위치가 아니어도 성장판이 있는 관절 주변을 자극하는 것만으로도 효과가 있습니다.
3. 전문적 기술이 필요 없습니다. 엄마, 아빠 누구나 할 수 있습니다.

달라진 환경이
여아의 건강한 성장을
위협할 수 있습니다

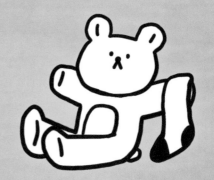

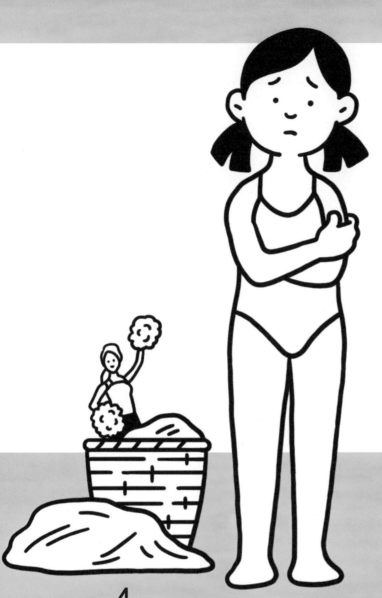

여아 편

Part. 4-1 성조숙증

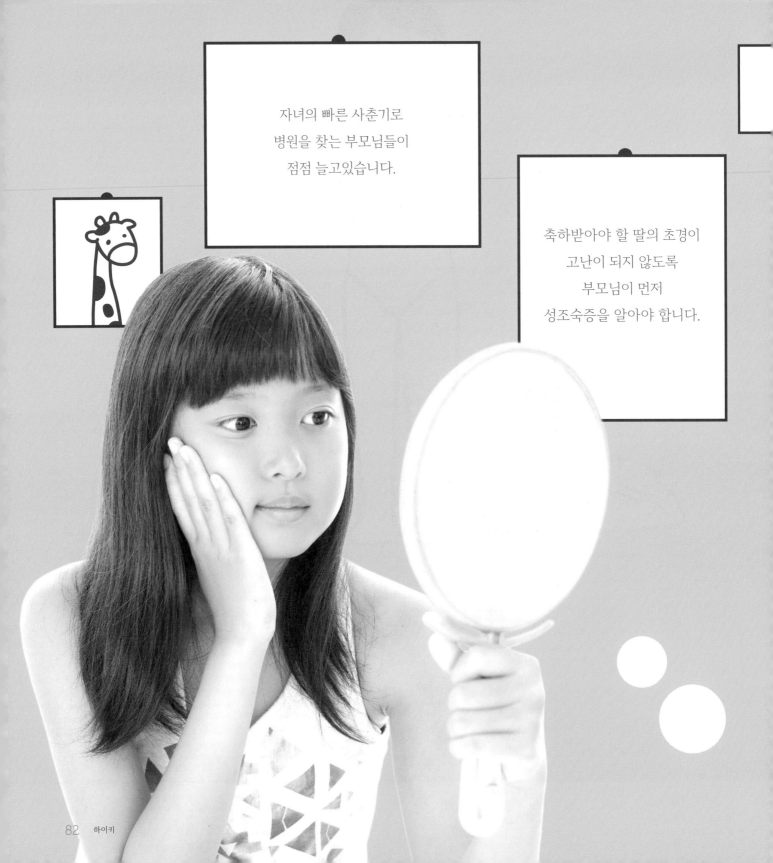

자녀의 빠른 사춘기로
병원을 찾는 부모님들이
점점 늘고있습니다.

축하받아야 할 딸의 초경이
고난이 되지 않도록
부모님이 먼저
성조숙증을 알아야 합니다.

성조숙증이란 무엇인가

"초경을 겪으면 키가 더 안 큰다는 얘기에
막연한 두려움만 있을 뿐이었죠."

최근에는 키가 작아서 성장클리닉을 찾는 아이들보다 사춘기가 너무 빨리 와서 성조숙증클리닉을 방문하는 아이가 더 많습니다. 성조숙증이 알게 모르게 점점 더 늘어나고 있고, 성조숙증이 키 성장을 방해하는 원인이 되어가고 있다는 증거입니다. 다시 바꾸어 판단해보면, 성호르몬의 분비를 자극할 수 있는 음식과 환경을 최대한 피해 성조숙증을 예방하는 것이 키 성장의 주요한 열쇠가 되고 있다는 증거도 될 것입니다.

'성조숙증'이란 사춘기가 여아의 경우 만 8세 이하, 남아는 만 9세 이하에 시작되는 증상을 말합니다. (*'만 8세 이하'란, 만 9세 미만까지의 나이를 포함합니다. 즉, 만 8세 11개월 30일까지를 말합니다.) 보통 여아는 유선이 발달하면서 가슴멍울이 생기고 가슴을 살짝만 스쳐도 아프다고 하면서부터, 남아는 고환이 커지면서 사춘기가 시작됩니다. 여아의 경우 일정한 시간이 지나면서 음모와 액모가 보이고 초경을 하게 됩니다. 남아는 음경·음낭·고환의 크기가 커지며 목소리 변화와 여드름 등의 증후를 보이게 됩니다. 이러한 사춘기 증후(이차성징)가 또래 아이들보다 2년 이상 빨리 나타나는 현상을 성조숙증이라고 합니다.

성조숙증이 나타나면 급성장기를 미리 겪게 되는 것이기 때문에 처음에는 아이의 키가 잘 자라 본인이나 부모님들이 문제를 쉽게 자각하지 못하고 오히려 좋아하는 경

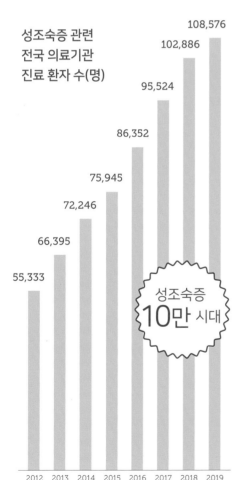

성조숙증 관련
전국 의료기관
진료 환자 수(명)

108,576
102,886
95,524
86,352
75,945
72,246
66,395
55,333

성조숙증
10만 시대

2012 2013 2014 2015 2016 2017 2018 2019

출처. 건강보험심사평가원

우까지 생깁니다. 그러나 이것은 착각입니다. 신체 구성의 변화가 일찍 오는 만큼 성장판이 빨리 닫히게 되어 아이의 다 자란 키는 정상적으로 사춘기를 거친 아이보다 오히려 작아질 수 있기 때문입니다. 성조숙증으로 사춘기가 2년 빨리 시작되면 아이의 다 자란 키가 평균 10cm나 작아진다는 조사 결과가 보고되기도 했습니다.

성조숙증이 발생하면 갑작스러운 신체의 변화 때문에 아이나 부모 모두 심리적으로 불안해합니다. 외국에서도 최근 아이들의 빠른 사춘기가 사회문제가 되고 있습니다. 너무 이른 나이에 성적으로 완성된 육체를 정신적인 면이 따라가지 못해서 무분별한 성생활과 원치 않는 임신, 정신적인 방황이라는 문제가 생겨나고 있기 때문입니다. 하이키한의원에도 초등학교 2학년에 초경이 시작되어 엄마가 아이를 도와주기 위해 쉬는 시간마다 학교에 찾아가야 하는 남모를 고통을 겪고 있는 모녀가 내원하기도 하였습니다.

특히 여아의 경우 성조숙증이 오면 조기 폐경의 위험이 높고, 유방암, 자궁암 등의 발생이 증가하는 만큼 주의가 요구됩니다.

조기 성숙이란?

그리고 꼭 알아두셔야 할 것은 성조숙증은 아니지만, 사춘기 발달이 또래보다 1년 정도 빠른 아이들이 성조숙증을 겪고 있는 아이들보다 더 많이 늘어나고 있다는 사실입니다. 성조숙증이 아니어서 다행이라고 생각할 수도 있겠지만, 1년 정도 빠른 사춘기 발달도 키가 5cm 정도 작아질 수 있다는 점을 명심해야 합니다. 초등학교 3학년 여아에게 사춘기 발달이 있는 경우 1년 정도 사춘기 발달이 빠르다고 볼 수 있습니다. 이처럼 또래들보다 사춘기 징후가 1~2년 일찍 나타나는 현상을 '빠른 사춘기' 또는 '조기 성숙'이라 합니다.

대부분의 부모님은 주변의 아이들이 모두 비슷해 보이기 때문에 별문제가 없는 것으로 알고 지나치기도 합니다. 하지만 이러한 조기 사춘기의 아이들 역시 키가 작아질 수 있다는 점을 꼭 알아두셔야 합니다. 조기 사춘기 또는 조기 성숙의 원인은 성조숙증의 원인이 되는 유전, 생활 습관, 환경호르몬, 식습관 등과 연관이 깊습니다. 그 주요 원인을 찾아 잘 관리해주는 것이 중요합니다.

Tip

성조숙증의 주요 원인

1. 유전
2. 환경호르몬
3. 소아비만
4. 스트레스
5. 건강기능식품
6. 스마트폰

Tip

성조숙증 아이들의 특징

1. 키가 커 보인다.
2. 생각이나 행동이 또래 아이들보다 앞서 있다.
3. 스마트폰, 게임 등에 대한 관심이 일찍 나타난다.
4. 늦게 자려고 한다.
5. 성격이 예민해진다.
6. 짜증이 늘고 화가 많아진다.

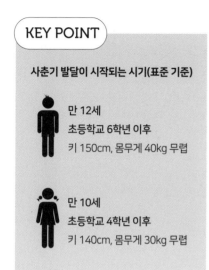

사춘기 발달이 시작되는 시기(표준 기준)

만 12세
초등학교 6학년 이후
키 150cm, 몸무게 40kg 무렵

만 10세
초등학교 4학년 이후
키 140cm, 몸무게 30kg 무렵

성조숙증 아이들이 증가하는 이유

요즘 아이들은 경제 발전으로 인해 앞선 세대보다 더 편리한 삶을 살고 있습니다. 하지만 학교와 학원을 오가는 사이 열량이 높은 인스턴트 음식을 자주 접하고 있고, 활동량은 턱없이 부족하여 비만 아동이 해마다 증가하고 있습니다. 비만 아동은 성호르몬 분비가 상대적으로 빨리 그리고 지나치게 많이 분비되면서 또래들보다 사춘기가 일찍 오는 경우가 흔합니다. 또한, 각종 화학제품의 사용과 공장·자동차의 매연 같은 다양한 환경오염 때문에 아이들의 호르몬 분비에도 혼란이 생기게 되는 것 같습니다. 특히 내분비교란물질(환경호르몬)이 포함된 제품 사용, 노출된 성문화, 사교육 열풍에 따른 학업 스트레스, 콜레스테롤이 많은 음식, 트랜스지방 음식 등에 의하여 아이들의 몸에서 성호르몬 분비가 촉진되기도 합니다.

'성조숙증', '조기 성숙'의 구분은?

성조숙증은 아이들의 몸에 이차성징(가슴멍울이 생기거나 고환이 커짐)이 기준 나이보다 2년 이상 빨라지는 것을 말합니다. 현재 여아의 경우 정상적인 이차성징이 나타나는 기준 나이는 만 10세, 남아의 경우는 만 12세입니다.

기준 나이보다 2년 이상 빨리 이차성징이 나타나게 되면, 즉 여아 만 8세 이전에, 남아 만 9세 이전에 이차성징이 나타나게 되면 '성조숙증'이라고 진단을 합니다. 그리고 기준 나이보다 1년 정도 이차성징이 빨리 나타나면, 여아 만 9세 무렵, 남아 만 10세 무렵에 이차성징이 나타나면 '조기 성숙'이라고 분류합니다.

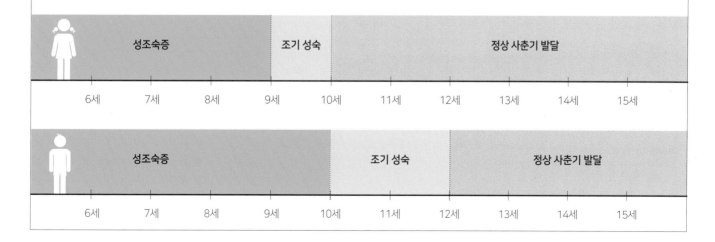

성조숙증의
증상은

"잘 안 씻어서 나는 냄새인 줄 알고 혼만 냈지,
벌써 사춘기가 시작됐다고는
꿈에도 생각 못 했어요."

Case 1

체중이 많이 나가는 여아는 가슴멍울이
없을 수도 있습니다.
가슴멍울이 생겼는지 확인하던 한 엄마는
초경이 있을 때까지 딸의 사춘기 발달을
몰랐다고 합니다.

성조숙증의 증상은 부모가 이미 알고 있는 이차성징의 징후들이 또래보다 2년 이상 빨리 나타나고 있는 것을 말합니다. 그런데 부모 세대와 달리 너무 이른 나이의 아이들에게 이러한 증상들이 시작되고 있기 때문에, 부모들이 미처 자각하지 못한다는 데에 위험이 숨어 있습니다. 성조숙증은 예방이 최우선이며, 빠른 진단과 치료가 차선입니다. 아이가 어린데 아래 항목 중 한 가지라도 해당한다면 성조숙증 전문클리닉에서 정확한 검사를 받아보는 것이 좋습니다.

성조숙증 자가진단법

여자아이(만 8세 이전 초등학교 1·2학년 때)

☑ 가슴멍울이 잡힌다

☑ 가슴이 간지럽거나 살짝 부딪혀도 아프다

☑ 피지가 분비되고 여드름이 생긴다

☑ 머리 냄새나 땀 냄새가 나기 시작한다

☑ 음모, 액모가 있다

☑ 냉 같은 분비물이 있다

남자아이(만 9세 이전 초등학교 3·4학년 때)

☑ 고환이 커지기 시작한다

☑ 음경이 길어지고 색깔도 변한다

☑ 피지가 분비되고 여드름이 생긴다

☑ 머리 냄새나 땀 냄새가 나기 시작한다

☑ 음모, 액모가 있다

☑ 목젖이 나오고 변성기가 시작된다

아이마다 다른 가슴멍울 증상

대부분의 아이가 이차성징이 시작되면 가슴멍울이 먼저 나타나지만(남아도 사춘기에 일시적으로 가슴멍울이 생기는 경우가 있습니다), 일부 여아들은 음모나 다른 이차성징이 먼저 시작되기도 합니다. 소아비만이거나 과체중인 아이들은 가슴발달이 많이 진행되고 있었음에도 가슴멍울 단계(단단한 멍울이 느껴지거나 통증이 있는 단계)가 있었는지 모르고 지나가는 경우도 있습니다. 그리고 가슴멍울이 생기더라도 아이마다 표현하는 법이 조금씩 달라, 부모가 자각하기 어려울 수도 있습니다.

하이키한의원 성조숙증클리닉에서 진료를 받은 여아들이 가슴멍울을 표현한 내용을 참고로 아이들의 몸의 변화를 잘 살펴보길 바랍니다. 대부분의 여아가 가슴멍울에 대해 "콩알 같은 형태의 가슴멍울이 생기고, 가슴에 통증이 있다."고 표현합니다. 그런데 통증에 대해서는 아이마다 느끼는 정도가 다른 것 같습니다. 어떤 아이들은 "가슴이 옷깃에 스치기만 해도 찌릿하다.", "살짝 누르기만 해도 아프다.", "그냥 있을 때는 안 아픈데, 책상에 눌리면 아프다.", "세게 눌리거나 부딪치면 아프다.", "간지럽다.", "뭔가 만져지는데 아프지 않다.", "아팠다가 안 아팠다가 한다." 등 표현하는 내용이 아이마다 아주 달랐습니다.

 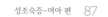

성조숙증이
왜 성장을 방해할까

"성조숙증이 무섭다는 이야기는 들었지만,
내 아이가 지금 이 키에서 더 크긴 어렵다니 충격이었어요."

사춘기가 빨리 시작되고 초경도 빨리 시작하게 되면 아이의 다 자란 키가 작아질 뿐만 아니라 우울·소외감 등 정신적인 스트레스를 많이 받게 되고, 나중에 성인이 되어서도 조기폐경이나 유방 질환 등의 발병률이 증가한다고 합니다.

특히 성조숙증 여아의 신체상(身體像)과 자아존중감이 정상 여아와 비교하여 낮게 나타났고, 우울감은 높은 것으로 확인되고 있습니다. 사춘기 발달이 빠른 여아들은 정상 여아들보다 신체적 발달에 부정적인 인식이 높으며, 신체적 발달을 부정적으로 생각할수록 우울감은 높아집니다. 또한, 초등학교 여아들의 신체적 발달 과정과 자아존중감의 형성은 밀접한 관계가 있는데, 성조숙증으로 인하여 신체적 발달이 빠른 경우 자아존중감에 부정적인 영향을 미치고 있다는 것입니다.

Tip

초경 지연과 키 성장의 상관관계
초경이 지연되는 동안 키가 얼마나 크느냐가 관건입니다. 성조숙증 치료란 초경 지연 치료로, 키가 크는 기간을 늘리는 것입니다.

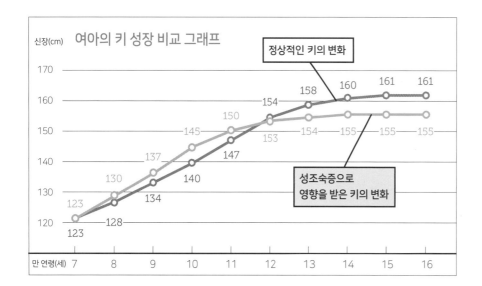

여아의 키 성장 비교 그래프

아이의 성장 시간을 빼앗는 성조숙증

하이키한의원이 성조숙증클리닉에 집중하는 이유는 바로 여기에 있습니다. 하이키한의원은 지난 10여 년간 성조숙증 치료가 필요한 이유를 수없이 강조해왔습니다. 바로 '성조숙증이 있게 되면 키가 클 수 있는 기간이 줄어들기 때문에 아이가 클 수 있는 키보다 작아질 수 있다. 그래서 성조숙증 치료는 반드시 필요하며 동시에 키 성장을 촉진할 수 있는 성장클리닉을 병행해야 한다.'고 강조해왔습니다.

성조숙증이 있게 되면 성호르몬의 분비에 의해 성장판도 빨리 닫히면서 키가 클 수 있는 기간이 그만큼 짧아지게 됩니다. 그 때문에 아이가 다 자란 후의 키는 당연히 아이가 클 수 있었던 키보다 10cm 정도 더 작아지게 되는 것입니다. 그래서 성조숙증을 치료하는 것인데, 성조숙증을 치료하면서 키가 더 클 수 있는 기간을 늘리고 그 사이 키를 더 크게 하기 위해서 성장클리닉이 필요합니다. 성조숙증 치료만 받은 일부 아이들은 키가 클 수 있는 기간은 늘어났지만, 기대한 것만큼 키가 크지 않는 경우도 있기 때문입니다.

하이키한의원은 지난 20여 년 동안 성조숙증 치료 한약에 대해 끊임없이 연구해왔습니다. 그 결과 2014년 성조숙증 치료를 하면서 키 성장을 방해하지 않는 한약의 효과에 대해 특허를 신청했으며, 2016년 특허를 취득하였습니다. 하이키한의원의 성조숙증 치료 한약인 '조경성장탕'은 성조숙증 어린이의 성호르몬을 적절히 억제하여 사춘기 발달을 늦춥니다. 또한, 성조숙증 치료로 인한 성장호르몬 분비 억제 등의 부작용도 없는 것으로 확인되고 있습니다.

하지만 성조숙증으로 인하여 키가 클 수 있는 기간이 짧아진 만큼, 성조숙증을 치료하는 동안 최대한 키가 클 수 있게 하려면 성장클리닉을 병행하는 것이 좋습니다. 실제로 하이키한의원에서 성조숙증 치료와 성장클리닉을 병행한 여아들은 1년 평균 7~10cm 성장이라는 결과를 얻고 있습니다.

성조숙증 치료를 위해 전문클리닉을 선택할 때는 성조숙증 치료 시에 성장클리닉을 병행하는 곳인지 확인해봐야 합니다.

사춘기에 주목하라

"엄마인 제 사춘기와 같이 생각하면
정말 큰일 나겠구나 싶더라고요."

To. 하이키한의원

지금 제 딸은 성조숙증 치료를 석 달째 받고 있어요.
아, 어린 우리 딸에게 가슴멍울이 생긴 걸 처음 알았을 때는 정말 하늘이
무너지는 것 같았죠. ■■이 앞에서는 괜찮은 척 했지만, 아이도 느끼는 것이
있는지 불안해 하더군요. 모든 게 엄마인 제 탓 같았어요.
딸이 초등학교에 들어간 지도 얼마되지 않은 것 같은데,, 더욱이 키도 작은터
설마 사춘기 시작이라니 생각도 못했어요. 성조숙증을 조심해야 된다는 소리는
들었지만, 설마 우리 딸에 안됐는데 벌써 걱정할 필요가 있겠나 싶어
잘 알아보지도 안했던 것 같아요.

이대로 초경이 시작되고 키가 더는 자라지 않을까 싶어 수소문 끝에 하이키한의원을
찾게 되었어요. 잘 치료하고 잘 관리하면 키가 더 클수 있다는 말씀에 희망을
얻었어요.

첫 내원시 아이는 가슴멍울이 양쪽 다 잡힌 상태에서 빠르게 커지는 상태였는데,
한약 복용 후 사춘기 진행 속도가 확실히 줄어드는 걸 느꼈어요.
한약을 먹는 것도, 음식 조절도, 운동도 아이가 자신의 키를 위해서라는 걸 아니
스스로 노력도 많이 하고 있어요.
내원을 할때마다 규칙적인 검사와 더불어 설명도 꼼꼼히 해주시고 아이도 잘
격려해 주신 덕분이에요.

앞으로도 ■■이는 성조숙증 치료와 성장 치료를 꾸준히 함께 받을 생각이에요.
키가 충분히 클수 있으리라는 믿음이 생겼어요. 무엇보다 스튜어디스가 되고 싶어하는
■■이의 꿈을 지켜줄 수 있게 된 것같아 엄마인 제가 더 기쁘네요.
감사합니다!

우리나라 여아들의 초경이 빨라지고 있다

사단법인 보건교육포럼이 2010년 전국 초중고 여학생 3,907명과 어머니 2,760명을 상대로 시행한 초경 연령 변화를 조사한 연구에 따르면 1970년대 14.4세, 1998년 13.5세, 1999년 12.8세, 2005년 12.25세, 2009년 11.98세로 여학생 초경의 저연령화가 계속되고 있습니다. 2009년 우리나라 아이들의 평균 초경 연령은 11.98세로, 어머니 세대의 평균 초경 연령 14.41세보다 2~3년가량 빨라진 것을 확인할 수 있습니다.

미국과 서유럽 등 선진국에서는 초경의 평균 연령이 일반적으로 12~13세 사이로 알려져 있습니다. 덴마크 코펜하겐대학교 연구팀은 여아의 유방 발육과 초경이 시작되는 나이에 관한 논문을 미국의 저명한 소아과 학술지인 〈피디애트릭스〉(2011년 9월호)에 발표한 적이 있습니다. 이 연구 결과에 따르면 1997년에 유방 발육 연령은 10.88세였는데 2006년에는 9.86세로 한 살이나 낮아졌습니다. 초경 나이는 1997년 15세에서 2006년에는 12~13.5세로 낮아졌습니다. 아이들의 조기 성숙은 세계적으로 주목받고 있는 문제입니다.

하이키한의원에서도 2005년부터 2008년 사이에 진료차 내원한 아이 중 초경이 시작된 여아 392명을 대상으로 조사했는데, 결과는 위와 같이 초경 나이가 점차 빨라지고 있는 것으로 나왔습니다. 2005년 평균 11세 7개월이던 것이 2007년에는 11세 3개월, 2008년에는 11세 2개월여로 점차 빨라졌습니다. 만 8.3세와 8.7세에 생리를 시작한 아이도 있었습니다. 같은 기간 하이키한의원에서 성조숙증 진단을 받은 여아가 2005년 45명에 불과하던 것이 2007년 239명으로 급격히 늘었습니다.

사춘기 과정에서 여아는 만 10세 무렵에 가슴에 멍울이 잡히기 시작하고, 이로부터 약 1년 6개월에서 2년이 지나면 초경을 하게 됩니다. 이때 키도 가장 많이 큽니다. 성호르몬이 분비되면서 성장호르몬도 증가해 골격이 커지고 몸에 볼륨이 생기면서 점차 어른이 될 준비를 합니다. 그러나 요즘에는 만 8세 무렵에 가슴에 멍울이 잡히거나 여성호르몬이 분비되는 아이들이 늘고 있습니다. 가슴에 멍울이 생기고 1년 정도가 지나면 음모가 나고, 냉도 조금씩 나오기 시작합니다. 부모 세대에는 이런 신체적 변화 후 평균 2년 정도가 지나서 생리를 했지만 요즘엔 1년 만에 하는 경우도 많

초경나이
저연령화

14.4세
13.5세
12.8세
12.25세
11.98세

1970 1998 1999 2005 2009

아지고 있습니다. 사춘기 시작이 빨라지기도 했지만, 진행도 빨라지고 있습니다. 정신적인 사춘기는 초경 이후에 더 민감하게 나타날지 모르지만, 몸은 초경을 시작으로 사춘기의 절정을 지나 성숙 단계로 접어든 것으로 보아야 합니다. 키 성장 측면에서 보면 성조숙증이 성장의 가장 큰 암초가 될 수 있습니다.

초경 이후에는 4~6cm 정도밖에 키가 크지 않는다고 알려져 있습니다만, 초경 이후에도 성장 치료를 비롯한 키 성장을 위한 노력을 꾸준히 해준다면 10cm 이상 키가 더 클 수 있습니다. 150cm 이상 키가 큰 후에 초경을 해야 평균 키 이상으로 키가 클 가능성이 있습니다.

성조숙증 치료 사례

초등학교 2학년(만 8세 9개월, 키 130cm)으로, 가슴멍울이 발달하여 양방병원에서 성조숙증 진단을 받고 내원한 여아가 있었습니다. 내원 당시의 상태로 보면 초등학교 4학년 무렵 초경을 하고, 다 자란 키가 148~152cm에 그칠 것이었습니다. 하지만 꾸준한 성조숙증 치료로 이 여아는 중학교 1학년 때 초경을 했고 다 자란 키도 163cm로 상향 예측되었습니다.

외국 여아들의 초경 나이는?

우리나라 여아의 초경 나이가 문제가 되는 것은 외국 여아들의 초경 나이와 비교해보면 확실히 알 수 있습니다. 외국의 여아들도 초경 나이가 계속 어려지고 있음에도 불구하고 우리나라 여아의 초경 나이가 더 어리다는 것은 분명 주목해야 할 문제입니다.

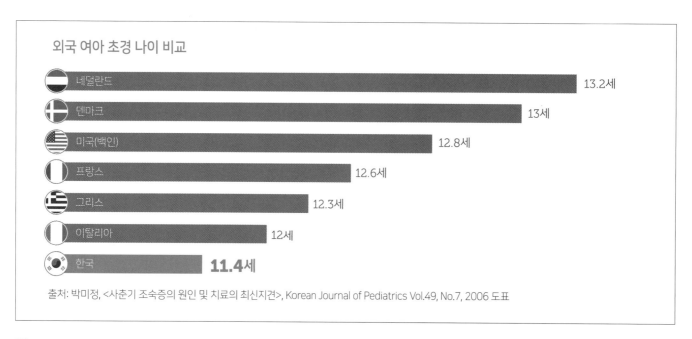

외국 여아 초경 나이 비교

네덜란드	13.2세
덴마크	13세
미국(백인)	12.8세
프랑스	12.6세
그리스	12.3세
이탈리아	12세
한국	**11.4세**

출처: 박미정, <사춘기 조숙증의 원인 및 치료의 최신지견>, Korean Journal of Pediatrics Vol.49, No.7, 2006 도표

성조숙증의
원인은

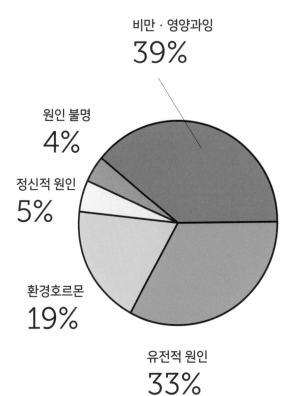

비만 · 영양과잉
39%

원인 불명
4%

정신적 원인
5%

환경호르몬
19%

유전적 원인
33%

"잘 먹이고 운동도 열심히 시켰는데,
왜 하필 우리 아이에게 성조숙증이 생겼을까요?"

성조숙증의 원인은 매우 다양한 것으로 알려져 있습니다. 여아의 경우 100명 중 3~5명 정도는 뇌 신경계나 난소의 기질적 질환, 유전적 질환 때문에 성조숙증이 발생한다고 합니다. 그 외 95~97명 정도는 특별한 신체적 질환이 없이 사춘기가 빨리 진행되는 특발성 성조숙증에 해당합니다. 일반적으로 성조숙증이라고 말하는 경우 특발성 성조숙증을 이야기하는 것입니다. 이 책에서 말하는 성조숙증도 바로 신체적, 기질적 병변이 없는 특발성 성조숙증을 말합니다. 특발성 성조숙증의 주요 원인으로는 유전, 식습관의 변화, 비만으로 인한 호르몬 불균형, 스트레스, 환경호르몬 등이 있습니다. 또한, TV나 인터넷 등의 매체를 통한 성적 노출도 하나의 원인이 될 수 있습니다.

특발성 성조숙증으로 하이키한의원에 내원한 아이들을 원인별로 분석해보니 다음과 같은 결과가 나왔습니다. 비만이나 영양 과잉으로 성조숙증이 나타난 경우가 39%(244명), 유전적 원인에 의해 성조숙증이 유발되었을 것으로 추정되는 아이들이 33%(205명), 환경호르몬의 영향으로 성조숙증이 발생한 것으로 추정되는 아이들이 19%(120명), 정신적인 스트레스가 원인이 되어 성조숙증이 유발되었을 것으로 추정되는 아이들이 5%(32명), 뚜렷한 성조숙증 원인을 추정하기 어려운 아이들이 4%(23명)였습니다.

이 중 유전은 가장 큰 원인입니다. 아빠의 키가 167cm, 엄마의 키가 158cm에 못 미치고, 부모의 사춘기가 빨랐고, 엄마가 초경 이후 키가 안 컸다면, 그 아이는 성조숙증 상대 위험도가 평범한 아이들보다 4배 이상 높습니다. 하이키한의원에 성조숙증으로 내원하는 아이들을 분석해본 결과에서도 부모님 중 한 분이라도 부모님 세대의 평균 키에 못 미치는 경우의 아이들에게는 또래 아이들보다 사춘기가 빨리 진행되는 경향이 있는 것을 확인할 수 있었습니다.

이미 앞서 경고한 바 있는 콩이나 석류 등의 식품에 많이 포함된 식물성 에스트로겐 섭취로 인한 원인도 무시할 수 없습니다. 이 외 스테로이드 연고, 화장품, 샴푸, 단백질 파우더 등을 통한 외용호르몬의 영향도 원인이 될 수 있고, 운동 부족, 패스트푸드 섭취, 심지어 건강기능식품 복용도 원인이 될 수 있습니다. 건강기능식품은 반드시 의사, 한의사와 상의 후 개인의 체질에 알맞게 복용해야 건강에 도움이 된다는 사실을 명심해야 합니다.

Tip

성조숙증 위험도가 큰 경우

1. 엄마, 아빠의 키가 작은 경우
   (부 167cm, 모 157cm 이하)
2. 체중이 많이 나가는 경우
   (남아 40kg, 여아 30kg 이상)
3. 늦게 자고, 스마트폰 사용이 많은 경우
4. 형제 · 자매가 사춘기가 빠른 경우
5. 예민하고 스트레스를 많이 받는 경우
6. 환경호르몬(내분비교란물질)의 영향을 받은 경우

위 사항 중 2개 이상에 해당한다면 사춘기가 빨라질 가능성이 매우 높습니다.

주요 원인, 비만

성조숙증을 예방하는 가장 눈에 보이는 방법은 체중관리를 하는 것입니다. 여아의 경우 체중이 31kg, 남아는 42kg 정도에 사춘기가 시작되는데, 이보다 비만일 경우 생체 시계는 빨리 움직입니다. 딸의 체중이 30kg 정도가 되었다면 이차성징이 시작되진 않았는지 더욱 관심을 가지고 보살펴줘야 합니다.

성장기 아이들에게는 성장호르몬이 지방을 분해하면서 키가 클 수 있게 도와주는 역할을 합니다. 하지만 비만아의 경우에는 과도하게 축적된 지방 때문에 성장호르몬이 제 역할을 하지 못합니다. 성장호르몬 주사 치료도 비만인 아이들에게는 효과가 덜 나타난다고 합니다.

더욱이 영양 과잉, 체지방 증가가 만든 비만은 성호르몬을 자극할 수 있습니다. 체내에 지방이 많을수록 피하지방에 '렙틴'이 높아져서 여성호르몬의 분비를 자극해 사춘기를 빨리 오게 합니다.

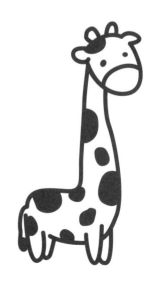

**스트레스도
한 원인** 성조숙증의 정확한 원인이 아직 다 밝혀지지 않은 상태에서, 최근에는 아이들이 받는 학업 스트레스도 성조숙증의 한 원인으로 지목되고 있습니다. 예민한 성격, 학업 고민, 잠을 깊게 못 자는 습관, 감정 표현의 어려움 등 아이가 느끼는 모든 스트레스가 성호르몬 분비를 촉진하고 뇌를 자극해 성조숙증을 유발할 수 있다는 것입니다.

**스마트폰도
무시할 수 없는
원인** 멜라토닌은 어둠 속에 있을 때 분비가 왕성해지는 호르몬입니다. 멜라토닌은 생식샘의 성숙을 지연하는 역할을 한다고 알려져 있습니다. 멜라토닌의 생성은 빛(눈에 의해 받아들여지는 광 자극)에 의해 영향을 받는다고 합니다. 그러므로 빛의 자극이 계속 있는 경우에는 멜라토닌 호르몬의 분비가 적어지게 됩니다.

스마트폰을 자주 사용하면서 빛의 자극에 장시간 노출되면 멜라토닌 호르몬의 분비가 억제되고, 이로 인하여 성호르몬 분비기관의 발달이 촉진되리라 유추해볼 수 있습니다.

실제로 성조숙증 치료를 위해 내원하는 아이들의 상당수가 늦은 시간까지 스마트폰을 이용하고 있는 것으로 확인되었습니다. 따라서 스마트폰 사용이 성조숙증의 발생에 어느 정도 영향을 미치고 있음을 말해준다고 할 수 있습니다. 또한, 스마트폰으로 인하여 숙면까지 방해를 받는다면 성장호르몬의 분비가 적어지게 되어 키 성장에는 더욱 방해가 됩니다.

성조숙증의 예방과 키 성장을 위해서는 스마트폰 사용을 제한해야 합니다. 특히 저녁 시간에는 사용하지 못하게 하는 것이 좋습니다. 저녁 시간에 빛의 자극이 없어야 멜라토닌 호르몬의 분비가 증가하여 성호르몬 분비기관의 발달을 억제할 수 있고, 아이들의 숙면도 방해하지 않아 성장호르몬의 분비도 활발해지기 때문입니다.

비만보다 치명적인 환경호르몬(내분비교란물질) 고도화된 산업사회 속에서 인류의 삶은 편해졌지만, 그에 따른 폐해도 잇따르고 있습니다. 그중 문제가 되는 것 가운

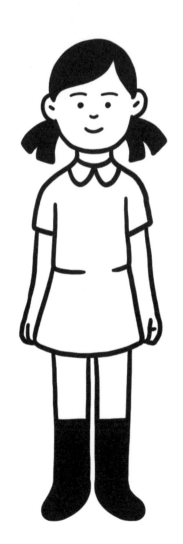

데 하나가 바로 '환경호르몬'입니다. 환경호르몬이란 산업 활동으로 인해 생성·방출된 화학물질이 사람의 몸에 들어와서 내분비 물질과 같은 역할을 한다고 해서 붙여진 이름입니다. 대표적 환경호르몬으로는 '다이옥신', '프탈레이트', '비스페놀A' 등이 있으며, 안타깝게도 각종 살충제, 농약, 중금속, 의약품 등 우리 주변에서 흔히 접할 수 있는 것들 속에 이러한 환경호르몬이 포함되어 있습니다.

환경호르몬이 체내에 쌓이면 생식 기능 저하, 기형아 출산, 내분비호르몬의 교란, 각종 암을 발생시키는 것으로 알려져 있습니다. 성장기 어린이들에게 조기성숙을 유발하기도 합니다.

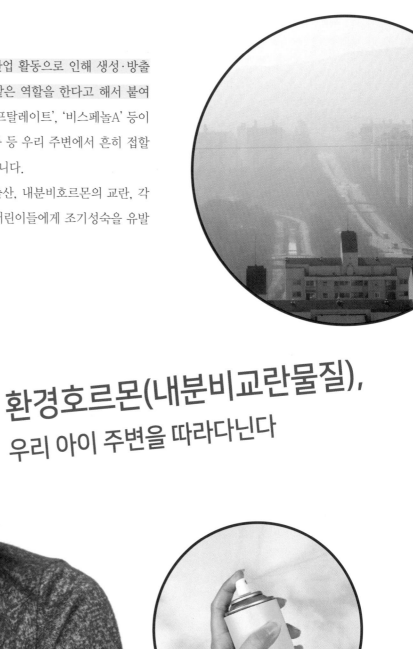

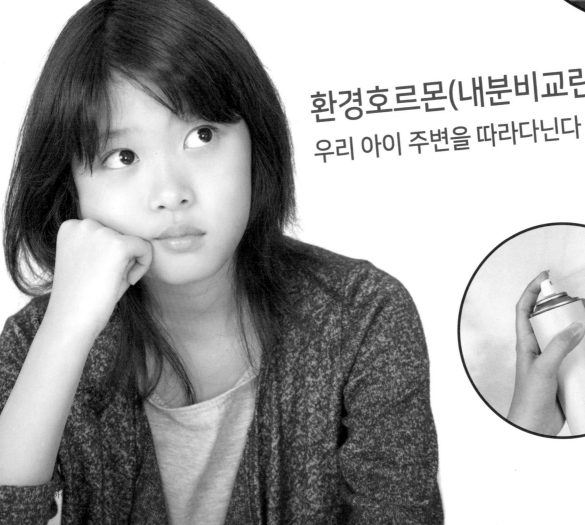

환경호르몬(내분비교란물질),
우리 아이 주변을 따라다닌다

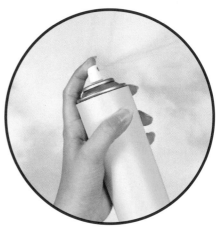

컵라면

많은 학생이 학교 주변의 편의점 등에서 손쉽게 컵라면을 즐겨 먹고 있습니다. 컵라면 용기와 뚜껑에 사용하는 재질은 PP(폴리프로필렌)·PE(폴리에틸렌)·PS(폴리스틸렌)입니다. 컵라면 등 가공식품의 섭취 빈도가 높을수록 몸속 환경호르몬(비스페놀A)의 농도가 증가할 가능성이 큽니다. 지속해서 이 물질에 노출되면 청소년에겐 성조숙증, 성인에겐 조기 폐경 등의 질병이 생길 수 있습니다. 특히 컵라면을 전자레인지로 가열해 먹지 않는 것이 좋습니다.

비닐 랩
PVC(폴리염화비닐)

가정용 랩 대부분은 PE로 대체됐지만, 업소용 랩은 여전히 PVC입니다. PVC는 상온에서는 딱딱한 플라스틱이어서 이것을 부드럽게 하는 가소제(DEHP)를 사용할 수밖에 없습니다. 이 성분은 가열되거나 뜨거운 기름과 닿았을 때 배출되어 음식으로 흡수됩니다. 그래서 랩으로 포장되어 배달되는 뜨겁고 기름진 음식은 되도록 먹지 않도록 합니다. 전자레인지를 사용할 땐 랩 대신 전자레인지용 뚜껑을 이용하는 것이 좋습니다.

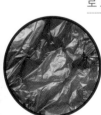

종이영수증·순번 대기표

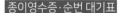

영수증과 순번 대기표 등에 사용되는 특수용지에 발색 촉매제(잉크가 종이에 잘 나타나도록 돕는 역할)로 비스페놀계 화학물질이 사용됩니다. 이 물질은 영수증을 만질 때 피부에 흡수될 수 있습니다. 엄마의 손에서 아이의 피부로 옮겨가지 않도록 영수증을 만지고 난 후에는 꼭 손을 씻도록 주의합니다.

향초(캔들)

흔히 냄새가 좋으면 몸에도 좋을 거라고 착각하기 쉬운데, 시중에서 판매되는 향초 대부분은 인공향료를 넣어 향기를 내는 경우가 많습니다. 향초에 들어가는 인공향료에는 공업용 화학물질이 다량 함유되어 있으며, 호흡기 질환과 알레르기를 일으킬 수 있습니다. 반드시 밀폐된 공간에서 오래도록 켜두지 않아야 합니다. 특히 아이에게 호흡기 질환이 있다면 향초를 멀리하는 게 좋습니다.

통조림

2011년 한국소비자원이 민주당 박병석 의원과 조사한 결과, 30종의 통조림 제품 중 스위트콘, 델몬트 통조림 등 15종에서 비스페놀A가 검출됐습니다. 소량이고 체외로 배출된다고 하지만, 지속

해서 노출되면 체내 농도가 높아지고 내분비계에 문제를 일으킬 가능성이 있습니다. 통조림은 개봉 후 내용물을 빨리 먹거나 다른 용기에 옮겨 담는 것이 좋습니다.

테이크아웃 종이컵

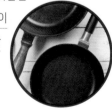

2013년 여성환경연대는 국내 커피전문점 7곳의 테이크아웃 종이컵에서 환경호르몬(PFOA)이 검출됐다고 발표했습니다. 이 물질은 뇌·신경 등에 독성을 끼치고 눈에 자극을 줍니다. 다행히 종이컵은 105도 이하에서는 대체로 안전합니다. 종이컵 사용을 줄이고, 뜨거운 기름기가 있는 음식을 담지 않는 것이 좋습니다.

프라이팬

대부분의 가정에서 음식이 눌어붙지 않는, 소위 테팔 프라이팬(테플론 코팅 프라이팬)을 많이 사용합니다. 그러나 눌어붙지 않는 프라이팬을 유통하던 '듀폰사'가 미국에서 환경호르몬(PFOA)을 20년 이상 은폐하고 있었다는 충격적인 이유로 소송에 휘말린 사실이 있습니다. 코팅이 안 된 스테인리스 팬을 사용하는 것이 좋습니다.

성조숙증을
예방하려면

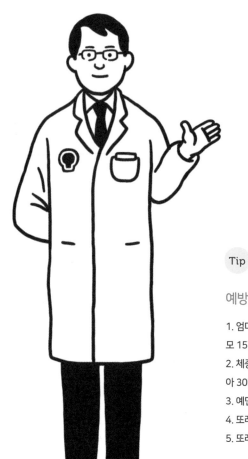

예방이 최우선!
빠른 치료가 차선입니다!

성조숙증을 예방하는 방법은 성조숙증의 원인을
근절하는 것입니다.
식습관을 바로잡고, 아이의 체중을 관리해주며,
스트레스 해소법을 찾아주는 등의 방법으로 아이의
성조숙증을 예방할 수 있습니다.

체중 조절이 필수

일반적으로 여아의 경우 30kg, 남아의 경우 40kg이 넘으면 사춘기 발달이 시작
된다고 합니다. 여아의 경우 140cm가 될 때까지 30kg 정도, 남아의 경우 키가
150cm가 될 때까지 40kg을 유지하는 것도 사춘기 발달이 빨라지는 것을 예방하는
데 중요합니다. 먹는 음식 중에서는 콜레스테롤이 높은 음식과 튀긴 음식을 삼가고,
환경호르몬 물질을 최대한 피하는 것이 좋습니다. 1주일에 3회 정도 적당한 유산소
운동을 해서 땀을 내는 것도 좋습니다. 운동을 하면 스트레스가 해소되고 칼로리 소
모 등을 통해 비만을 예방할 수 있기 때문입니다. 하루 30분 이상 꾸준한 운동은 성
장판을 자극해 아이의 키 성장 전반에 도움을 줍니다.
하지만 최근 30kg 이하의 여아에게도 성조숙증이 진행되는 경우가 증가하고 있으므
로 체중만 조절한다고 성조숙증이 100% 예방되지는 않는 것 같습니다.

Tip

예방적 치료 대상

1. 엄마, 아빠의 키가 작은 경우 (부 167cm,
모 157cm 이하)
2. 체중이 많이 나가는 경우 (남아 40kg, 여
아 30kg 이상)
3. 예민하고 깊은 잠을 못 자는 경우
4. 또래보다 키가 큰 경우
5. 또래보다 키가 너무 작은 경우

성조숙증 검진과 관리

만일 여성호르몬이 일찍 분비되는 성조숙증으로 진단을 받았다면, 식생활도 최대한 선별을 잘해 환경적인 원인을 차단해야 합니다. 하이키한의원에서는 율무와 인진쑥을 이용해 성조숙증을 치료·관리하고 있는데, 특발성 성조숙증의 원인이 되는 영양 과잉이나 환경호르몬에 의한 성조숙증에 특히 치료 성공률이 높습니다.

최근에는 초경을 한 후 성장클리닉 진료를 받으러 오는 경우보다 사전에 진단과 치료를 받기 위해 오는 경우가 늘고 있어 다행입니다. 성조숙증을 이해하는 엄마, 아빠가 더 많아졌다는 증거일 것입니다.

**성장에
도움이 되는 운동**

점프, 농구, 수영,
스트레칭, 걷기,
달리기, 자전거 타기,
줄넘기(하루 20~30분,
1,000번 이상) 등.

Case 1

성조숙증 예방 치료를 받은 경우

한 여아가 초등학교 1학년 때 가슴멍울, 머리 냄새로 내원하였는데, 검사 결과 성조숙증이 아닌 것으로 판단되었으나, 사춘기가 빨랐던 가족력이 있어 예방적 치료를 하게 되었습니다. 관리가 잘되어 중1 때 초경을 하였고, 다 자란 키가 167cm가 되었습니다.

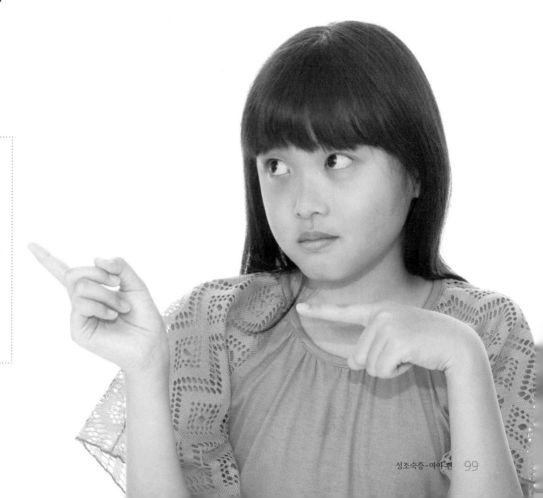

성조숙증의 예방과 빠른 치료를 한 번에 해결!

성조숙증이 진행된 후 치료하게 되면 1~2년 동안 계속 약을 복용해야 치료 효과가 좋습니다. 하지만 성조숙증 예방적 치료 프로그램은 아이의 건강상태와 유전적인 영향을 평가한 후 성조숙증 위험군에 속한 경우에 예방적 치료를 시작합니다. 또래보다 1~2년 늦게 초경을 할 수 있도록 치료와 경과 관찰을 진행합니다.

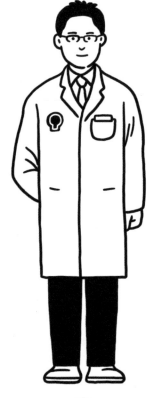

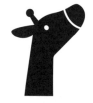

하이키한의원의 성조숙증 예방적 치료 프로그램 과정

① 성조숙증 관련 **검진 상담**	② 성조숙증 예방적 **치료 과정**	③ 성조숙증 예방적 **치료 기간**	④ 성조숙증 예방적 **치료 효과**	⑤ 성조숙증 예방적 **치료 목표**
아이의 건강 상태, 체성분 검사, 성장판 검사와 부모님의 이차성징 발달 관련 상담, 예방 치료 계획 수립	3개월 치료 후 3~6개월 경과 관찰, 다시 1~3개월 치료	정상적인 이차성징이 진행되도록 기간 설정. 일반적으로 1~2년 치료 및 경과 관찰 기간 설정	이차성징의 시작을 1~2년 지연시키는 효과	여아 만 10세, 키 140cm 넘은 후 이차성징 진행 남아 만 12세, 키 150cm 넘은 후 이차성징 진행

안전하고 효과적인 성조숙증 치료를 위해
고려해야 하는 것들

성조숙증을 치료해야 하는 가장 큰 이유는 바로 '키'와 '몸과 마음의 건강'입니다.

성조숙증으로 키가 성장할 수 있는 기간이 짧아져 성인이 되었을 때 다 자란 키가 평균 키보다 약 5~10cm 정도 작을 수 있고, 성인이 되었을 때 여러 질환의 발병 위험이 증가하며, 너무 일찍 나타난 사춘기로 인하여 심리적 불안이 증가하기 때문입니다.

성조숙증 치료는 성조숙증으로 짧아진 키 크는 기간을 늘리고, 그 기간에 아이의 키가 자연스럽게 더 클 수 있도록 도와줍니다. 그뿐만 아니라 밝고 건강한 사춘기를 보낼 수 있도록 도와주며, 미래에 나타날지도 모르는 질환을 미리 예방하는 방법이기도 합니다. 밝고 건강한 사춘기, 정서적 안정과 신체적 건강을 위해서 성조숙증 치료가 필요합니다. 하지만 성조숙증을 치료한다고 무조건 키가 더 크는 것은 아니라는 것도 알아야 합니다.

성조숙증 치료를 어디에서 어떻게 받았느냐에 따라 키 크는 효과가 있기도 하고 없을 수도 있습니다. 또한, 성조숙증 치료는 최소한 1년, 그 이상의 기간이 필요합니다. 성조숙증은 치료하다가 중단하면 다시 진행되기 때문입니다. 그래서 성조숙증 치료를 3개월 해놓고, 성조숙증 치료에 성공했다고 말하는 곳은 믿을 만한 곳이 아닙니다.

최근 몇 년 사이에 성조숙증을 치료한다는 의료기관도 늘고 있습니다. 수많은 의료기관 속에서 엄마는 올바른 선택을 강요받고 있습니다. 성조숙증 치료는 아이들의 꿈과 희망을 지켜주기 위해 필요합니다. 성조숙증 치료와 관련된 무분별한 광고가 쏟아지는 이때, 안전하고 효과적인 성조숙증 치료를 위해 고려해야 할 것들은 다음과 같습니다.

성조숙증 치료 시 고려할 것들

✓ 성조숙증 치료는 장기간 해야 한다. 장기간 치료 시에도 아이들의 몸에는 안전한가?

✓ 성조숙증 치료 효과는 검증되었는가?

✓ 성조숙증 치료를 하면 키 성장에 도움이 되는가? 또는 키 성장을 방해하는가?

✓ 성조숙증 치료제의 부작용은 없는가?

✓ 성조숙증 치료를 전문적으로 하는 곳인가?

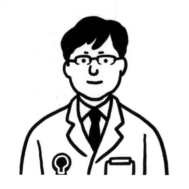

성조숙증의 한약 치료효과 – SCI급 국제 학술지에 발표한 조경성장탕

키 25cm 성장

초경 40개월 지연

성조숙증 한약 치료는 국제 학술지를 통해 한국을 넘어 해외에서까지 그 효과를 인정받고 있습니다. 또한, 기존 성조숙증 치료의 한계를 넘어 새로운 치료 방법을 제시했다는 우수한 평가를 얻어냈습니다.

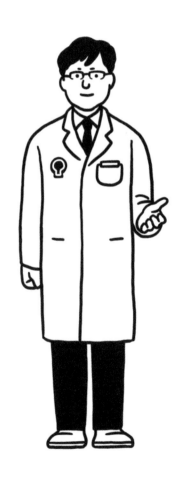

최근 박승찬(한의학 박사, 하이키한의원 대표원장), 이혜림(대전대학교 한의과 대학 소아과) 연구팀은 SCI급 국제 학술지 Integrative Medicine Research 에 한약을 이용한 성조숙증 치료 한약에 관한 임상 연구 결과인 'Herbal medicine (Jogyeongseongjang decoction) for precocious puberty girls: a retrospective study'를 발표했습니다. 이 논문은 특발성 중추성 성조숙증 여자아이들에 대하여 한약의 장기 치료에 대한 효과를 객관적으로 밝히고 있습니다.

성조숙증 환아의 수는 급성장세를 보이고 있습니다. 이런 상황에 성조숙증의 치료 그리고 예방은 더욱 중요해졌습니다. 성조숙증 예방과 치료 방법에 대한 의학계의 관심은 점점 높아지고 있습니다. 박승찬, 이혜림 연구팀은 오랫동안 한약을 이용하여 안전하고 효과적인 성조숙증 치료법을 연구해 왔습니다.

그 결과 성조숙증 한약 치료에 대한 효과가 점차 밝혀지고 있으며, 이번 논문은 2년 이상 장기적인 한약 치료의 효과와 안정성을 입증했다는 평가를 받고 있습니다.

2009년 5월 30일부터 2018년 2월 10일까지 치료를 받은 22명의 특발성 중추성 성조숙증 여아를 선택하여 분석한 이 연구는, 조경성장탕으로 치료를 받은 아이들의 성조숙증 치료가 성공적이었음을 보여줍니다. 성조숙증 치료 한약인 조경성장탕은 여성호르몬의 분비를 억제하여 초경을 1년 이상 늦추는 효과가 있는 동시에 키 성장을 촉진하는 효과가 있는 것으로 확인되었습니다.

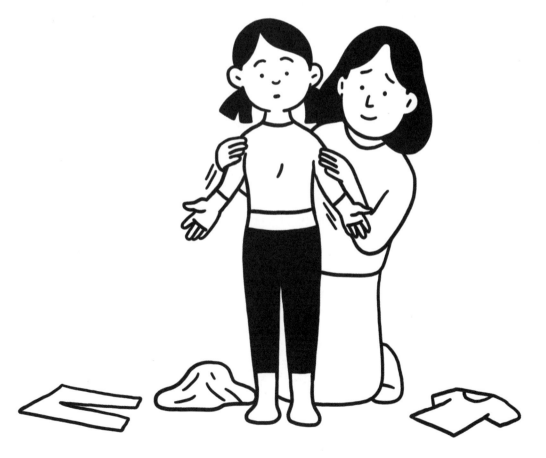

'성조숙증 여아들에 대한 한약 치료' 논문 원문

Herbal medicine (Jogyeongseongjang decoction) for precocious puberty girls

Contents lists available at ScienceDirect

Integrative Medicine Research

journal homepage: www.imr-journal.com

Letter to the Editor

Herbal medicine (Jogyeongseongjang decoction) for precocious puberty girls: a retrospective study

Precocious puberty (PP) is generally defined as the onset of secondary sexual characteristics before eight years of age in girls and nine in boys. PP promotes sexual development and bone maturation and results in a shorter final height.[1]

Gonadotropin-releasing hormone agonist (GnRHa) treatment has been widely used for PP since the 1980s, but some GnRHa-treated patients have shown decreased growth rates and have not reached their target heights.[2] Recently, GnRHa treatment in parallel with growth hormones has been proposed for children with short predicted adult heights.[3] However, the effectiveness of this parallel therapy is controversial, and the associated medical costs are high.

As an alternative treatment for PP, herbal medicines have been used to promote growth and delay the development of puberty in children with PP. Although experimental and clinical studies have revealed the effectiveness of herbal medicine, research on the effectiveness and safety of long-term herbal treatment is insufficient. The authors, therefore, conducted this study.

We included 22 girls with idiopathic central precocious puberty (ICPP) who visited the H Korean Medical Clinic in Seoul from May 30, 2009, to February 10, 2018. The inclusion criteria were that the girls had continued treatment for more than 24 months and underwent hormone tests (e.g., estradiol, follicle-stimulating hormone, or luteinizing hormone) every six months. We only included girls who had ICPP and no organic diseases, such as central nervous system tumors. All participants had received no previous treatment for ICPP, and no other treatments, including GnRHa, were taken during the study period. Both the girls and their caregivers gave their approval for the girls to participate in this study and receive herbal treatment for ICPP. All the girls were treated with herbal medicine, specifically a Jogyeongseongjang decoction. The composition of this prescription is shown in Supplementary Table S1.

Height and weight were measured during the first and last visits and at menarche. Liver function tests, such as AST and ALT, were performed on the last visit.

The average age of the girls was 8.21 ± 0.50 years at the first visit and 11.83 ± 0.98 years at the last visit. The latter is the expected age in the third stage of the Tanner scale.[4,5] The level of sex hormones are listed in Table 1. After 36 months of treatment, E2 and FSH

were below the expected basal hormone levels for Tanner stage III (i.e., 133.9 ± 12.1 pg/ml for E2, 5.41 ± 0.30 mIU/ml for FSH, and 4.49 ± 0.34 mIU/ml for LH).[6] These results suggest that the sex hormone levels (E2 and FSH) in girls who received the herbal medicine slowly increased.

The average period from breast development to menarche was 39.95 ± 10.58 months, which is much longer than the typical 24–30 months.[7,8] This indicates that girls who received herbal medicine experienced a delay in puberty.

The average growth between breast development and menarche was 25.19 ± 4.15 cm, with an average growth rate of 7.80 ± 1.28 cm/yr. This indicates that the growth rate of girls treated with the herbal medicine was better than that of girls treated only with GnRHa.[9] The observed growth rate was similar to the 6.8 ± 2.8 cm/yr that is the growth rate at the twelfth month of treatment for patients who received GnRHa and growth hormone parallel therapy.[10]

Liver function test results in girls receiving herbal medicine treatment for more than 24 months showed normal levels. This is evidence that herbal medicine is safe in children, as it does not cause liver function abnormalities even after long-term administration.

The limitations of this study include the absence of a control group and follow-up, and a small number of participants. In the future, more systematic and diverse clinical research is necessary to provide additional evidence.

Even so, this study is meaningful in that it evaluated the objective effects of long-term Korean herbal medicinal treatment on 22 ICPP girls. In order to successfully treat PP, it is important that patients and caregivers trust their medical doctors and receive long-term treatment. In this regard, we hope that this paper will serve as a testament to the efficacy and safety of herbal medicine for PP.

Author contributions

Conceptualization: SCP and HLL. Methodology: SCP and HLL. Formal Analysis: SBS and HLL. Investigation: SCP, KYC, SYL, JJL, and MSB. Writing - original draft: SBS and HLL. Writing - review & editing: JAL, SCP, and HLL. Funding acquisition: ICJ and YCP.

Conflict of interest

The authors have no conflicts of interest to declare.

Table 1
The Sex Hormone Levels (E2, FSH, and LH) According to Treatment Months.

	First visit	6 months	12 months	18 months	24 months	30 months	36 months
E2 (pg/ml)	14.96 ± 6.50	10.97 ± 4.79	14.79 ± 5.69	20.22 ± 12.08	28.25 ± 13.62	36.58 ± 21.04	43.71 ± 24.40
FSH (mIU/ml)	2.35 ± 0.89	2.39 ± 0.85	2.66 ± 1.32	3.67 ± 1.47	4.02 ± 1.34	4.29 ± 1.25	4.81 ± 1.33
LH (mIU/ml)	0.17 ± 0.09	0.29 ± 0.37	0.96 ± 1.10	1.69 ± 1.02	2.66 ± 1.41	3.15 ± 1.86	4.89 ± 2.74

E2, Estradiol; FSH, Follicle stimulating hormone; LH, Luteinizing hormone.

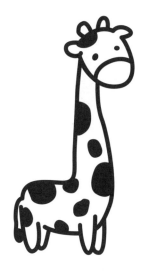

성조숙증 치료를 받은 아이들은 가슴발달이 있고 난 뒤 초경까지 걸린 기간이 평균 39.95 ± 10.58개월이었는데, 이것은 정상 여자아이들의 일반적인 소요 기간 24개월보다 약 16개월이나 지연된 것입니다. 조경성장탕 복용이 성조숙증 여자아이들의 사춘기 발달을 억제하는 데 도움이 됐음을 증명합니다.

또한, 치료 기간 중 키 성장은 평균 25.19 ± 4.15 cm, 연간 평균 성장률 7.80 ± 1.28 cm/yr의 결과를 보였습니다. 이것은 GnRHa(성호르몬 억제 주사)으로 단독 치료한 여아들보다 우수한 결과입니다.

24개월 이상 한약을 복용한 여자아이들의 간 기능 검사 결과는 정상 수준이었습니다. 이것은 조경성장탕을 장기간 투여를 하였을 때도 아이들에게는 안전하다는 증거입니다.

한약은 이미 성조숙증 치료에 중요한 치료 수단이며, 다양한 치료제 개발 가능성으로 향후 가치가 더욱 큽니다.

논문 내용 요약

연구 대상 : 24개월 이상 한약을 이용해 성조숙증 치료를 받은 여아 22명

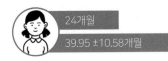

24개월
39.95 ±10.58개월

-가슴발달이 있은 후 초경까지,
평균 39.95 ±10.58개월
*일반적인 24개월과 비교해 크게 지연

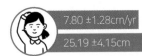

7.80 ±1.28cm/yr
25.19 ±4.15cm

-키 성장 평균 성장 25.19 ±4.15cm,
연간 평균 성장률 7.80 ±1.28cm/yr
*GnRHa(성호르몬 억제 주사)으로 단독
치료한 여아들보다 우수

-24개월 이상 한약 복용 여아들의 간
기능 정상
*장기간 한약을 복용해도 안전하다는
증거

성조숙증에 도움을 주는 한방 관리법

이상 과잉 분비된
성호르몬을 잡는, 조경(調經)요법!

한방 치료는 부작용 걱정 없이 개인의 체질에 맞는 근본적인 성조숙증 치료와 성장 치료가 가능하다는 장점이 있습니다. 그러나 한의학에서 성조숙증 치료를 시작한 것은 불과 20여 년 사이인 것 같습니다. 여기에는 하이키한의원의 역할이 컸다고 자부합니다. 특히 하이키한의원은 오랜 시간 연구해 한약에서 추출한 생약 성분인 EIF(Estrogen Inhibiting Formulae)를 개발한 바 있습니다. EIF는 사춘기 발달 증상 및 초경을 지연시키고 키 성장을 돕는 물질로, 성조숙증 치료 및 예방 효과에 대한 특허를 받았습니다. 이제 막 성조숙증 치료라는 새 분야를 개척한 한의학은 다양한 한의학 요법과 각종 천연 생약으로 만들어진 한약으로 성조숙증을 적극적으로 치료하고자 앞장서고 있습니다.

청열조경 요법
清熱調經

열이 많은 체질은 성조숙증이 쉽게 나타날 수 있는 이유가 되기도 합니다.

지난 2008년 1월부터 2011년 6월까지 성조숙증 여아 721명을 비만그룹과 마른그룹으로 나누어서 관찰한 결과, 여성호르몬을 억제하는 한약도 아이의 체형 상태에 따라 다르게 처방했을 때 더 좋은 효과가 있다는 사실이 밝혀졌습니다 (하이키한의원 자체 조사). 일반적으로 비만이 성조숙증의 주된 원인으로 알려져 있지만, 마른 아이들도 점차 증가해 새로운 치료법이 필요했는데, 그 길을 찾은 것입니다. 열을 내리거나 풀어주는 치료법이 바로 '청열조경(淸熱調經) 치료법입니다.

사람의 몸에서 나는 열은 감염에 의한 고열과 미열, 열이 났다 식었다 하는 조열(潮熱:조수가 왔다 갔다 하듯 변화가 있는 열), 실제 열은 없는데 열이 나는 듯한 허열(虛熱) 등 나타나는 현상에 따라 다양하게 표현됩니다. 특히 한방에서는 간열(肝熱), 심열(心熱), 폐열(肺熱), 비위습열(脾胃濕熱), 신열(腎熱), 상화(相火), 충화(衝火), 명문화(命門火) 등 아주 다양한 표현을 사용합니다. 또한 각각의 열에 따른 약물도 다릅니다. 그만큼 치료법을 찾기도 어렵습니다.

마른그룹(516명)의 경우 성조숙증을 유발하는 원인이 스트레스와 환경호르몬, 혹은 다양한 알레르기로 인한 허혈 증상으로 판단해 청열조경 요법으로 치료했습니다. 평균 1년간 치료해본 결과 여성호르몬 E2는 24.49pg/ml에서 27.35pg/ml로 약간 오르고, 난포자극호르몬(FSH)은 3.64mIU/ml에서 4.45mIU/ml로 0.81mIU/ml만 증가하고, 황체형성호르몬(LH)은 1.36mIU/ml에서 2.63mIU/ml로 1.27mIU/ml 증가하는 데 그쳐 여성호르몬의 진행과정이 약 1/5 정도 억제되었습니다. 인바디 장비를 이용해 측정한 비만도는 90.6%에서 87.8%로 낮아졌습니다.

감비조경 요법
減肥調經

비만그룹(205명)에는 체지방을 줄이면서 여성호르몬을 억제하는 감비조경(減肥調經) 요법을 사용했습니다. 그 결과 비만도가 치료 전 110.8%에서 치료 후 104.6%로 낮아졌습니다. 여성호르몬 E2는 19.76pg/ml에서 23.15pg/ml로 그대로 유지되었고, 난포자극호르몬(FSH)은 3.23mIU/ml에서 4.04mIU/ml로, 황체형성호르몬(LH)은 1.60mIU/ml에서 2.72mIU/ml로 나타나는 등 3가지 호르몬 모두 진행을 억제하는 효과가 있었습니다. 약간의 수치 상승은 연령이 높아지면서 일어난 자연스러운 현상입니다. 실제 증가폭은 치료 전보다 떨어졌습니다.

두 요법으로 치료 후 비만그룹은 성장호르몬 IGF-1이 290.5ng/ml에서 373.5ng/ml로 29.4%가 증가하고, 마른그룹은 24.7% 증가했으며, 키는 평균 7.2cm가 자랐습니다. 여성호르몬의 진행이 억제되어 빠른 사춘기를 정상으로 되돌린 결과입니다.

임상에서 실제로 진료를 하면서 다양한 증상과 징후를 분류하고 그에 따른 약물을 선택해 치료한 결과 실제 한약으로도 성조숙증 치료가 어느 정도 가능하다는 것을 입증할 수 있었습니다. 현재 너무 늦게 오지만 않는다면 충분히 치료할 수 있고 관리가 되는 수준까지 왔습니다.

한방으로 치료를 하고 마무리가 다 끝난 아이들도 많아지고 있고, 만족할 만한 결과도 나타나고 있습니다. 조기에 발견하고 치료해서 정상적인 성장은 물론, 부모보다 7cm 이상 더 크는 경우도 흔합니다.

조경성장탕
調經成長湯

성조숙증을 치료하면서 키 성장을 도와주는 처방입니다. 주요 성분은 하이키한의원이 가지고 있는 두 가지 특허, 키 성장 촉진 물질(K-180)과 성호르몬 조절 물질(EIF)입니다.

과잉된 성호르몬을 억제하여 사춘기 발달을 늦추고 키 성장을 촉진하여 최대한 클 수 있도록 도와주는 한약입니다.

달라진 환경이
남아의 건강한 성장을
위협할 수 있습니다

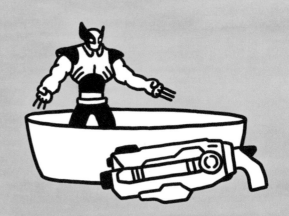

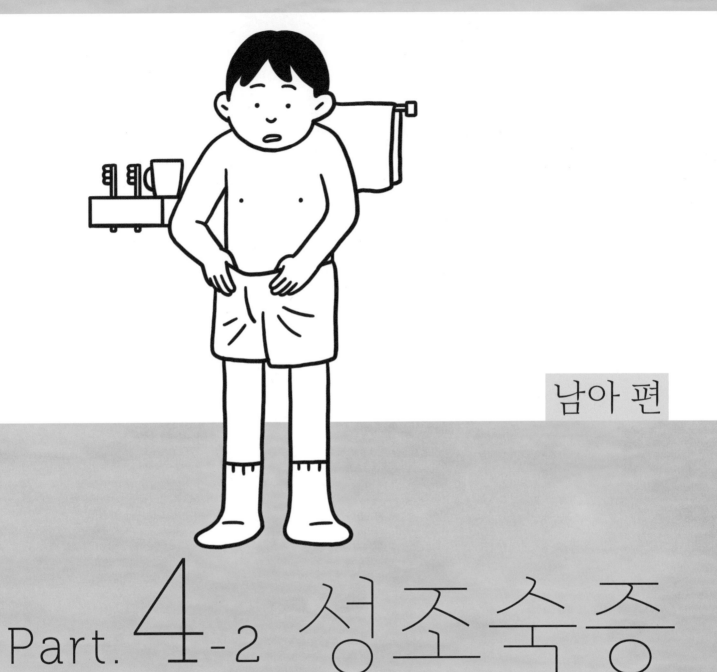

남아 편

Part. 4-2 성조숙증

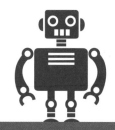

남자 아이한테 무슨 성조숙증이냐며 반문하는 부모님이 많습니다.
하지만 여자 아이와 마찬가지로 남자 아이의 성조숙증에 대한
부모님의 관심과 이해가 필요합니다.

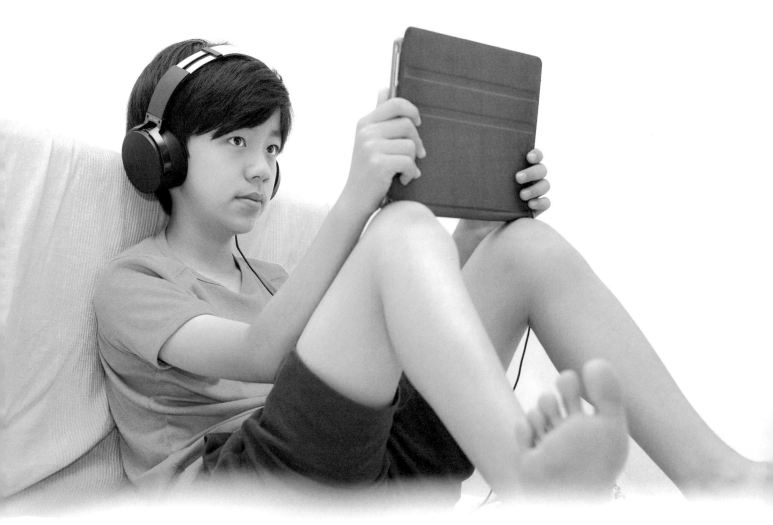

아들의 성조숙증은 다르다

성조숙증 진료 인원
(통계자료: 건강보험심사평가원)

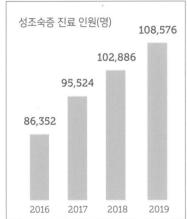

성조숙증 진료 인원(명)

			108,576
		102,886	
	95,524		
86,352			
2016	2017	2018	2019

진료 인원 성별 점유율(2019년)

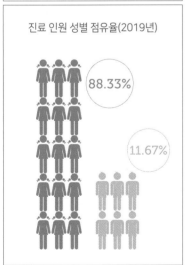

88.33%

11.67%

"남자아이니까 상관없겠지 했는데,
덜컥 성조숙증이라니 눈앞이 깜깜했어요."

흔히 성조숙증은 여아에게만 나타난다고 생각하는 부모님이 많습니다. 건강보험심사평가원의 자료를 보면 성조숙증 치료를 받은 아이 중에 여아의 비율이 월등하게 높은 건 사실이지만, 남아의 성조숙증 진료 비율이 빠르게 증가하고 있다는 사실에 주목할 필요가 있습니다. 남아가 성조숙증을 치료받는 비율이 상대적으로 적은 이유는 여아와 달리 남아의 성조숙증을 심각하게 받아들이지 않고 있어 병원이나 한의원에서 성조숙증 치료를 받는 아이들의 비율이 절대적으로 차이가 나는 것으로 생각됩니다. 현재 성조숙증을 치료하고 있는 아이들의 비율은 여아 88.33%, 남아 11.67% 정도입니다. 하지만 남아의 성조숙증 진료 비율이 늘어나고 있는 만큼, 남아의 성조숙증도 좀 더 적극적으로 치료를 받을 수 있도록 남아의 성조숙증을 정확히 이해해야 합니다.

남아의 성조숙증이 늘고 있다

남아에게도 성조숙증이 증가하고 있음을 알 수 있는 현상은 많습니다. 첫째, 여드름이나 콧수염, 변성기 등이 있는 초등학교 4~5학년 남아들이 늘고 있습니다. 남성호르몬의 분비로 사춘기 발달의 이차성징이 진행 중인 것입니다. 둘째, 성장이 멈춘 중학교 1~2학년 남학생이 늘고 있습니다. 이는 성장판이 빨리 닫혔다는 것을 말해주는 것으로, 성장판이 빨리 닫히게 되는 주된 이유는 성호르몬의 분비가 빨랐을 것이라고 추측할 수 있습니다. 셋째, 160~165cm 사이에 키 성장이 멈추는 중학생이 늘고 있습니다. 마찬가지로 성장판이 빨리 닫히고 있다는 것을 말해줍니다.

머리 냄새, 사춘기의 시작을 알리는 신호탄

남아에게 사춘기 발달이 진행되고 있는지를 확인할 방법은 별로 없는 것 같습니다. 여아는 가슴멍울이 나타나게 되면 사춘기 발달이 시작됐다고 생각하게 됩니다. 물론 남아도 사춘기 초기에 고환이 커지고 음경이 길어지는 신체 변화가 있기는 합니다. 하지만 남아의 이차성징은 겉으로 나타나는 증후가 애매하여 지나치기 쉬우므로 부모들의 주의가 필요합니다.

그래서 조금 더 쉽게 남아의 사춘기 발달을 확인하는 방법이 바로 '머리 냄새'입니다. 머리 냄새가 나고 머리에 기름이 끼는 이유는 성호르몬의 분비 때문입니다. 사춘기 이전에는 1주일씩 머리를 감지 않아도 머리 냄새도 없을 뿐만 아니라 머릿결이 찰랑거리고, 기름도 끼지 않습니다. 그런데 남아와 여아의 구분 없이 사춘기 발달을 보이는 많은 아이에게서, 머리 냄새와 머릿기름은 공통으로 나타나는 증후입니다. 머리 냄새가 진해졌다면 사춘기 발달이 있다는 것으로 의심해봐야 합니다.

Case 1.

음모가 무성한 초등학교 4학년 남아가 내원했습니다.
원인을 살펴보니 학교 앞 불량식품을 매일 먹었던 것입니다. 당장 불량식품 섭취를 금지하고 철저한 영양 관리와 함께 성조숙증 치료를 진행하였습니다.

남자아이의 사춘기 증후

이러한 증후가 만 9세 이전(초등학교 4학년)에 나타난다면 성조숙증 관련 검사가 필요합니다.

- ✔ 고환이 커지기 시작한다
- ✔ 음경이 길어지고 색깔도 변한다
- ✔ 피지가 분비되고 여드름이 생긴다
- ✔ 머리 냄새나 땀 냄새가 나기 시작한다
- ✔ 음모, 액모가 있다
- ✔ 목젖이 나오고 변성기가 시작된다
- ✔ 몽정이 있다
- ✔ 게임에 빠지는 경향이 있다.
- ✔ 짜증이나 화를 자주 낸다
- ✔ 방에 혼자 있고 싶어 한다
- ✔ 늦게 자려고 한다

남아 성조숙증, 증후와 발견의 어려움

"남자아이여서 성조숙증이
더 치명적일 수 있다는 사실을 이제야 알았어요."

남아의 성조숙증

남자아이의 이차성징은 초등학교 6학년이 되는 만 12세 이후, 키 150cm 이상이 된 후에 나타나는 것이 바람직합니다. 이차성징이 초등학교 3학년과 4학년 사이 140cm 전후인 만 9세 이전에 나타나는 경우를 성조숙증으로 진단합니다.

이차성징이 6개월 이상 진행되면, 음모나 변성기 등이 나타나게 됩니다. 그리고 2년 쯤 지나면서 몽정을 하게 되고, 성장판이 닫히게 됩니다. 남자아이에게도 성조숙증은 키 성장에 막대한 지장을 가져옵니다. 성조숙증이 있던 남자아이는 대부분 중학교 1~2학년에 키 성장이 멈추게 되는데, 160~165cm 정도에 키 성장이 멈추는 경우가 많습니다. 남자아이들의 성조숙증도 여자아이들의 성조숙증처럼 치료와 관리가 필요한 이유입니다.

남아 성조숙증의 가장 큰 문제는

남아의 성조숙증도 키를 작게 만듭니다. 또한, 사춘기 발달이 빠르게 진행되면서 심리적 불안과 스트레스가 증가하기도 합니다. 최근에는 성조숙증이 있는 남아들이 스마트폰 중독 현상을 보이기도 합니다. 하이키한의원에 키 성장 치료를 위해 내원하는 중학교 1~2학년 남학생 중에는 160~165cm 사이의 키로 성장판이 95% 이상 닫힌 경우가 증가하고 있습니다. 이런 경우 치료를 열심히 한다 해도 평균 키까지 큰

* 여아의 경우 사춘기 발달이 시작된 후 성장이 멈출 때까지 17~20cm 성장

* 남아의 경우 사춘기 발달이 시작된 후 성장이 멈출 때까지 20~25cm 성장

다는 보장이 없습니다. 남아가 성조숙증이 생겨 중학교 1~2학년 때 성장이 멈추게 되면 성장치료를 더 한다 해도 170cm 이하의 키가 될 가능성이 아주 높습니다.

남아에게 성조숙증이 나타나게 되면 초등학교 5, 6학년 때는 키가 조금 큰 편에 속하기도 합니다. 그래서 부모조차 아이의 키 성장이 지닌 문제를 인지하지 못합니다. 당연히 키 성장 치료나 성조숙증 치료에 관심조차 없습니다.

남아에게 성조숙증이 나타나면 문제는 중학교 때부터 시작됩니다.

중학교에 입학할 때는 중간 키 이상이었다가 2학년 때부터는 중간 키 이하로 내려가게 되기 때문입니다. 성조숙증이 있던 남아는 이렇게 중학교 1, 2학년 사이에 160~165cm의 키로 성장이 멈추게 됩니다. 그래서 남자아이의 성조숙증 역시 빨리 치료해줘야 합니다.

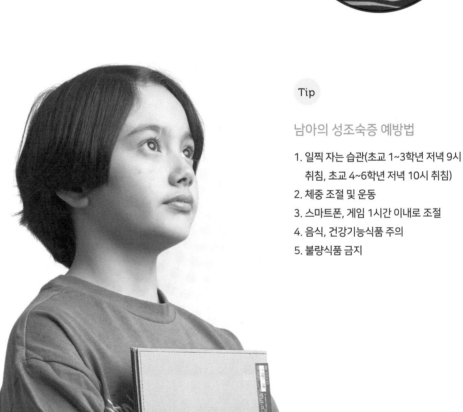

남아 성조숙증의 치료 시기는

남아의 성조숙증 치료는 빠를수록 좋습니다. 사춘기 이차성징이 나타나기 시작하면서, 특히 머리 냄새나 땀 냄새가 진해지기 시작하면 성조숙증을 의심해보고 검사를 받을 필요가 있습니다. 남아의 성조숙증 증후는 초등학교 3학년 말부터 4학년 사이에 시작되고 있으므로 주의가 필요합니다. 그리고 키가 작은 상태에서 성조숙증이 진행되는 경우엔 반드시 치료가 필요하다는 점을 기억해야 합니다.

Tip

남아의 성조숙증 예방법

1. 일찍 자는 습관(초교 1~3학년 저녁 9시 취침, 초교 4~6학년 저녁 10시 취침)
2. 체중 조절 및 운동
3. 스마트폰, 게임 1시간 이내로 조절
4. 음식, 건강기능식품 주의
5. 불량식품 금지

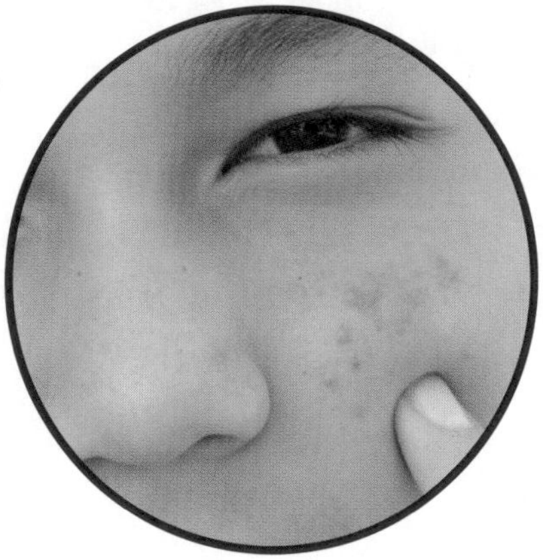

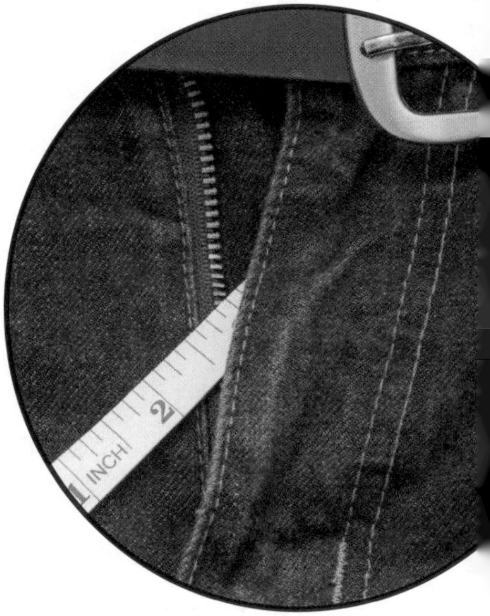
INCH
2

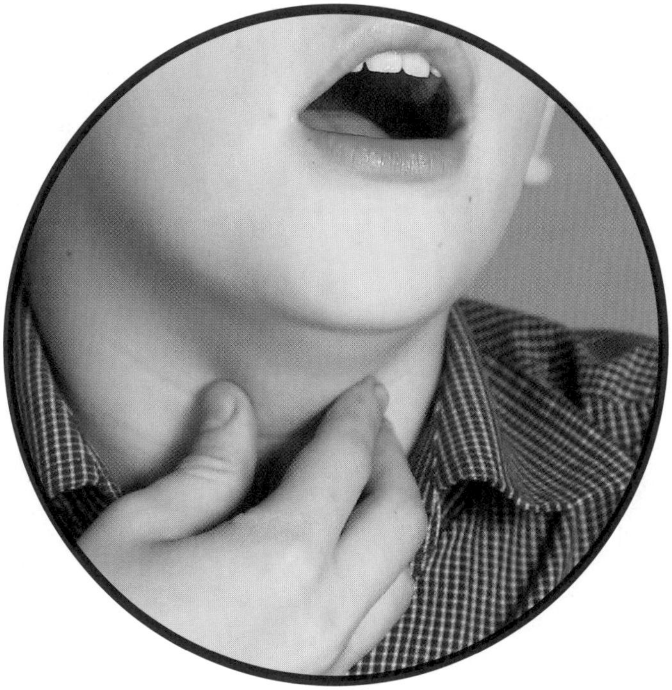

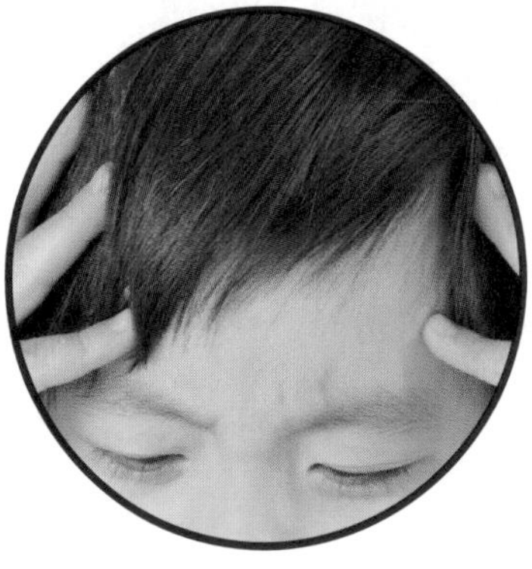

남아의 사춘기를
관리하는 법

 "엄마라서 아들의 신체적 변화에

제가 더 어찌할 바를 모르겠더군요."

빨라진 사춘기에 주목하자

최근 하이키한의원에 내원하는 남학생들을 살펴보면 사춘기 발달이 초등학교 4~5학년부터 시작되어, 중학교 1~2학년에 성장이 멈추는 경우가 증가하고 있습니다. 남아의 사춘기는 머리 냄새가 나면서 시작됩니다. 2차 급성장기로 키가 부쩍 크며, 고환 크기가 커지고, 여드름이 나며, 음모나 겨드랑이털이 나기 시작합니다. 또 몽정(夢精)을 하고, 목소리가 굵어집니다.

성격이 예민해지고, 늦게 자며, 스마트폰 게임 등에 푹 빠지기도 합니다. 사춘기를 거치는 동안 남자 아이들은 2~3년에 걸쳐 15~20cm가 성장합니다. 엄마에게 아들의 사춘기는 자칫 당황스러울 수 있습니다. 아이들의 사춘기가 빨라졌다는 사실에 주목하여 성장관리를 잘 해주어야 할 뿐 아니라, 아이의 마음도 잘 자랄 수 있도록 충분히 배려해야 합니다.

남아의 사춘기 변화를 대하는 엄마의 태도

(1) 유정 · 몽정

유정(遺精) · 몽정은 12세, 즉 초등학교 5·6학년 정도부터 시작해서 중학교 고학년이 되면 90% 이상이 경험하게 됩니다. 그러나 자녀들은 이러한 현상에 대해 올바른 지식이나 이해가 없는 상태에서 경험하게 됩니다. 우리 아이는 아직 어린애라고 만 생각하지 말고 사춘기가 시작되는 나이가 되면 부모가 자연스럽게 유정·몽정에 대해 자세히 가르쳐주는 것이 좋습니다. 남성은 누구나 유정·몽정을 하는데 평생 남 자의 거의 100%가 경험한다고 합니다. 유정·몽정을 했다고 해서 몸이 약해지는 것 도 아니고 유정·몽정의 횟수가 많다고 해서 염려할 필요도 없습니다. 몸이 성숙해지 면 누구에게나 일어나는 자연스러운 생리 과정이며, 병적인 것도 아니고 부끄러울 것도 없는 현상임을 설명해줍니다.

특히 엄마들은 대부분 남자의 생리를 잘 모르기 때문에 아들의 유정·몽정에 소홀하 기가 쉽습니다. 야단을 치거나 해서 자녀가 수치심을 갖는 일이 없도록 조심해야 하 며 속옷을 넉넉히 마련해서 필요할 때 스스로 갈아입는 습관을 들여 자신의 몸을 깨 끗이 관리하고 뒷정리를 잘할 수 있도록 지도합니다.

(2) 성 충동

성 충동은 성장의 신호입니다. 성에 대한 호기심이 문제가 아니라, 아이가 어떻게 받 아들이고 어떻게 해결하는가가 중요합니다. 우선 성 충동이 일어나는 과학적인 경 로를 살펴봄으로써 인간은 성 충동을 이성적으로 조절할 수 있다는 점을 이해시켜야 합니다. 자기가 좋아하는 음악이나 미술, 운동, 산행 등을 하면서 성 충동을 긍정적 으로 해소할 수 있도록 돕습니다.

(3) 반항·게임 중독

아들의 사춘기 특성 중 하나는 남성호르몬의 분비로 엄마, 아빠에게 급격히 반항한 다는 점입니다. 엄마의 지나친 공부 강요나 간섭에 화를 내고 심하면 폭력적인 행동 을 보이기도 합니다. 위험이나 모험을 감수한 뒤에 오는 쾌감과 성취감에 도취되어 게임중독에 빠지기 쉬운 때이기도 합니다. 사춘기 아들의 학습 스트레스를 줄여주 고, 정서적으로 안정을 이룰 수 있도록 게임 대신 할 수 있는 다양한 신체 활동, 온 가족이 함께하는 야외 활동의 기회를 많이 갖도록 합니다.

남아 성조숙증에
도움을 주는
하이키의 관리법

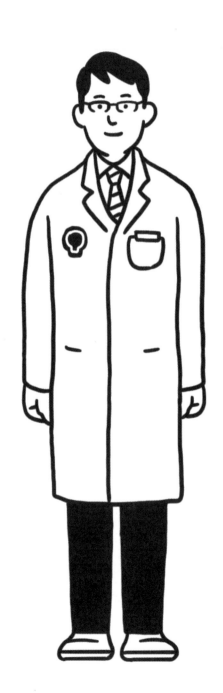

남아 성조숙증에 대한

기본 이해가 탄탄한 전문 클리닉을 선택해야 합니다

일부 병원에서는 남아의 성조숙증은 치료하지 않아도 된다고 말하지만, 남아의 성조숙증도 반드시 치료가 필요합니다. 남아의 성조숙증은 신체적·심리적 문제가 복합적으로 얽혀 있어 다각적으로 접근해야 합니다. 그렇기에 더욱 남아의 성조숙증에 좀 더 많은 관심을 갖고 연구, 이해를 한 성조숙증 전문 치료 기관에서 치료를 받는 것이 좋습니다. 하이키한의원의 성조숙증 치료는 천연 한약재를 이용해 사춘기 발달을 1~2년 동안 늦추면서 키 성장을 도와주는 효과가 있다는 것이 확인되고 있습니다.

양방병원의 성조숙증 치료와 천연 한약에 의한 성조숙증 치료는 치료 방법과 원리가 많이 다릅니다. 한약에 의한 성조숙증 치료는 사춘기 발달을 늦추면서 키 성장을 촉진하는 효과도 동시에 볼 수 있습니다.

남아 성조숙증 치료에는 관심이 첫째

성조숙증은 남아, 여아를 가리지 않습니다. 남아의 성조숙증 치료도 빠르면 빠를수록 경과가 좋습니다. 남아는 성조숙증 치료를 통해 성장 기간을 1~2년 늘리고 키는 8~15cm 더 클 수 있습니다.

남아의 성조숙증 치료도 여아의 성조숙증 치료와 과정이 비슷합니다.

남아의 성조숙증 치료 원칙은 다음과 같습니다.

첫째, 일찍 성조숙증 치료를 시작하는 것이 가장 좋은 결과를 가져옵니다.

둘째, 반드시 하이키한의원처럼 성조숙증 치료를 많이 하는 의료기관에서 상담을 받고 치료하는 것이 좋습니다.

셋째, 간혹 남아는 여아와 달리 생리도 안 하고 당장 불편한 점이 없다고 치료하지 않는 경우가 있습니다. 남아의 성조숙증에 조금만 더 관심을 가지고 대처한다면, 아이들의 꿈과 희망을 지켜주는 데 큰 도움이 될 것입니다.

다시 키가 크기 시작한 고등학교 2학년 남학생

하이키한의원은 성장이 멈춘 지 1~2년 지난 아이들의 키 크는 방법에 대해서도 다각도로 연구해왔습니다. 그 결과 성장판이 닫힌 중·고등학생들도 효과를 보고 있습니다. 물론 성장판이 열려 있을 때와 비교하면 키 크는 효과는 덜하지만, 단 몇 cm라도 키가 더 크고 싶은 학생들에게는 희망적인 일이라고 생각됩니다.

지난 연말에 하이키한의원 성장클리닉에 내원했던 남자 고등학생이 있었습니다. 내원 당시 중2 이후로는 키 변화가 없었다고 합니다. 처음 내원 시 이 고등학생의 키는 166cm였습니다. 하이키한의원에서 열심히 치료를 진행한 결과 1년 후 그 학생의 키는 놀랍게도 170cm가 넘었습니다. 키 성장이 둔화된 이후 다시 키가 더 큰다는 것은 쉬운 일은 아닙니다만, 1년 동안 열심히 노력한 결과 4cm가 더 클 수 있었습니다. 하이키한의원에는 성장판이 닫히면서 키 성장이 둔화된 아이들을 위해 특별히 준비한 치료 프로그램이 있습니다. 이 고등학생은 평균 키까지 크는 것이 소원이라고 합니다. 앞으로도 계속 노력한다면 가능하지 않을까 하는 예상입니다.

무턱대고 맹신한
육아 정보는
건강한 성장을
방해할 수 있습니다

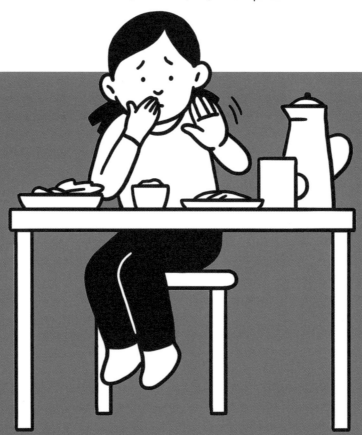

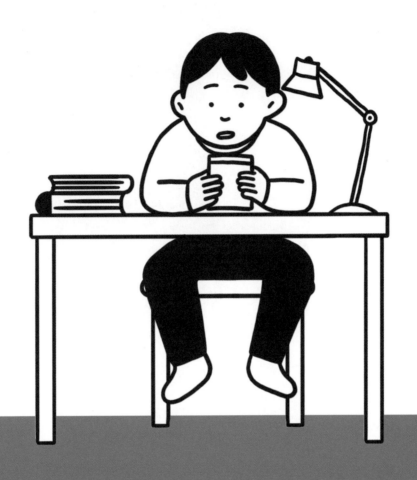

Part.5 성장 부진 요소

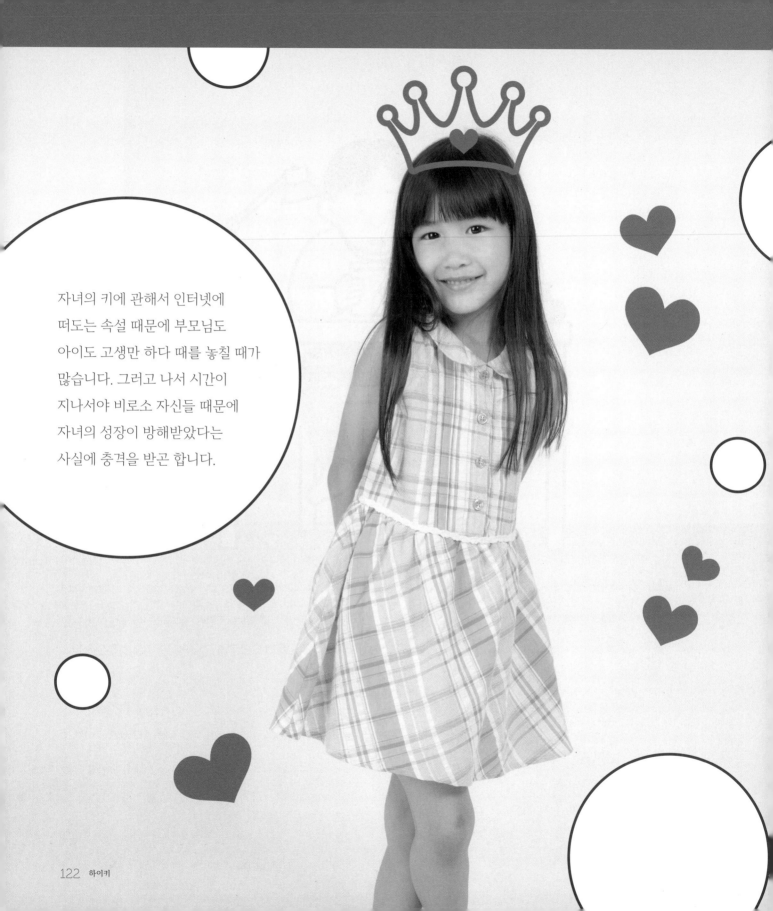

자녀의 키에 관해서 인터넷에
떠도는 속설 때문에 부모님도
아이도 고생만 하다 때를 놓칠 때가
많습니다. 그리고 나서 시간이
지나서야 비로소 자신들 때문에
자녀의 성장이 방해받았다는
사실에 충격을 받곤 합니다.

'언젠가 크겠지'라는 함정

"요즘 영양 상태가 얼마나 좋아졌는데,
설마 엄마, 아빠보다는 더 크겠죠?"

'딸 외모'까지 스펙으로 관리하는 극성 부모

도브(Dove)사가 실시한 여론 조사에 따르면 여성들은 광고에 등장하는 "완벽한" 미인의 모습과 닮아야 한다는 압박감에 시달린다고 한다. 엄마 세대의 여성들보다 요즘 여성들이 훨씬 외모에 집착한다는 데에 63%의 응답자가, 사회에서 여성에게 외모를 가꾸라고 한다는 데에는 60%가 "매우 동의"했다. 또한, 45%는 예쁜 여성에게 기회가 더 많다고 했으며, 50% 이상은 남성들이 외모가 출중한 여성들을 더 높게 평가한다는 데에 "매우 동의"한다고 답했다.

캐릴 맥브라이드,《과연 제가 엄마 마음에 들 날이 올까요?》, 오리진하우스

"평상시에 제가 딸아이한테 살 빼라는 얘기를 많이 합니다. 여자가 뚱뚱하다는 건 아무래도 자기 관리에 소홀하다는 인상을 주니까요. 제가 회사에서 위치가 있다 보니 신입사원들 들어오는 걸 보면 그런 생각이 듭니다. 그리고 대학만 들어가면 쌍꺼풀 수술도 해주고 코도 좀 높여줄 생각입니다. 뭐 요즘 쌍꺼풀 수술이야 수술 축에도 안 들지 않습니까. 부모가 책임을 져야지요. 물론 제 딸아이니까 제 눈에는 예뻐 보이지만 요즘 사회가 그렇지는 않거든요."

이정현,《심리학, 열일곱 살을 부탁해》, 걷는나무

정작 자녀 외모 관리의 기본인 키는 방치되고 있다

외모가 경쟁력이 되는 시대, 어린 자녀의 외모 관리에 신경을 쓰는 부모님이 늘고 있습니다. 외모에서 키는 중요한 부분 중 하나입니다. 그러나 무슨 이유인지 아이가 키가 작더라도 크게 걱정하지 않는 부모님도 많습니다. 엄마, 아빠가 큰 키를 가졌다면 본인들보다는 크겠지라고, 부모님의 키가 작더라도 영양 상태가 좋은 요즘 아이인 우리 아이는 어느 정도는 크겠지라는 막연한 기대를 하고 있는 까닭입니다.

안타깝게도 앞서 말씀드렸듯이, 부모의 이러한 막연한 기대감과 안이함은 자녀의 성장 골든타임을 놓치는 원인이 될 뿐입니다. 부모가 키가 크더라도 다양한 원인에 의해 성장이 일찍 멈추는 아이는 많습니다. 요즘 아이들이 영양 상태가 좋아지긴 했지만, 성장 방해 요소도 늘었다는 사실에 주목해야 합니다. 아이들이 성장기에 맞추어 잘 자라고 있는지 늘 주의 깊게 살펴봐야 합니다.

특히 내 아이가 또래 아이들 키 순서 100명 중 50번째인 절반에 못 미친다면 전문 성장클리닉에서 확인해보는 것이 좋습니다. 만일 검사 결과 성장에 문제가 있다면 키가 안 크는 원인을 서둘러 확인하여 개선하고 평균 키를 이른 시일 내에 따라갈 수 있도록 반드시 전문적인 성장 치료를 병행해야 합니다. 키가 작은 아이들에게는 언젠가는 크겠지 하는 기대보다는 성장을 실제로 도와줄 수 있는 전문 클리닉의 진단과 관리가 절실히 필요합니다.

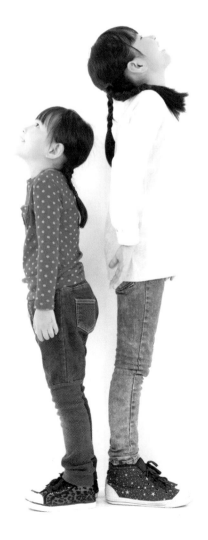

성장 부진을 일으키는 요인들

"아이는 아프면서 크는 거라고들 해서
사소한 문제부터 놓치고 있었네요."

선천적인 성장 부진 요인에는 선천적인 골격 장애와 자궁 내 성장지연이 있습니다. 선천적으로 신체 골격 자체에 이상이 있어 뼈가 자라지 않게 된 경우나 임신 중 엄마의 자궁 안에서 발육이 제대로 이루어지지 않은 경우를 말합니다. 이러한 경우 출생 이후 보다 많은 노력과 즉각적인 성장치료가 필요합니다.

후천적인 성장 부진 요인은 더욱 다양합니다. 영양 과잉에 따른 비만과 이어지는 조기성숙, 그로 인한 빠른 사춘기, 잘못된 생활습관, 공부에서 받는 과도한 스트레스, 환경호르몬의 영향, 갖가지 질병 등이 아이들의 성장을 가로막습니다.

특히 남아와 여아의 키 성장 부진 요인이 다를 수 있다는 점에 주목해야 합니다.

남아의 경우엔 식욕 부진이나 만성 설사 등의 소화기허약증이 35.2%, 잦은 감기와 알레르기 비염 등 면역력이 약한 경우가 25.7%, 가족력이 9% 등으로 나타났지만 여아의 경우 성장 부진의 주된 요인이 성조숙증으로 나타났습니다(2007년 1월~2009년 10월 키 성장 치료를 위해 방문한 만 8~15세 564명(남 125명, 여 439명)을 대상으로 조사한 하이키한의원 자체 조사 결과). 내 아이의 성장 부진 요인을 정확히 파악하고 적절한 치료를 적극적으로 활용하는 것만으로도 아이의 키 성장은 달라질 수 있습니다.

부모들이 생각하는 성장 부진 원인은?

- 비만 5%
- 만성질환 3%
- 스트레스 12%
- 허약체질 15%
- 유전 39%
- 26% 식욕 부진

- 하이키한의원 의뢰 한국갤럽 조사 -

엄마와 아빠의 큰 키만 믿기

"엄마, 아빠가 큰데 아이 키 작은 것이
유전 탓이라고?"

앞서 성장의 주요 요소 중 하나로 유전을 꼽은 바 있습니다. 유전은 일반적으로 생각하는 것만큼 자녀의 키를 결정하는 절대적 요인은 아니지만, 성장에서 23%에 달하는 주요한 영향 요인인 것은 사실입니다.

예상키의 범위는 계산 결과에서 5cm 정도 더 크거나 작을 수 있습니다. 하지만 이 부분에서 놓치는 것이 하나 더 있습니다. 바로 유전적 키 자체만으로도 위험 요소가 많다는 사실입니다. 유전적인 요인은 엄마, 아빠뿐만 아니라 할아버지, 할머니 심지어는 증조할아버지 대에 이르기까지 영향을 받을 수 있습니다(참고: 고려대학교안암병원 누리집 소아청소년과 질병정보 '저신장증'). 즉, 엄마, 아빠의 키가 크더라도, 할머니, 할아버지, 외할머니, 외할아버지뿐 아니라 그 윗세대 중 한 명이라도 키가 작은 사람이 있었다면 내 아이의 키도 윗세대의 유전 정보에 의해 작을 수 있다는 말입니다. 윗세대 가족 구성원 전부의 키를 알아두어 혹시 아이의 키가 유전적 요인으로 방해받을 수 있는 요소가 있는지 확인하고 성장기를 관리할 필요가 있습니다.

유전에 의한 우리 아이 최종(예상) 키 계산법

$$남자 = \frac{(아빠\ 키 + 엄마\ 키) + 13cm}{2}$$

$$여자 = \frac{(아빠\ 키 + 엄마\ 키) - 13cm}{2}$$

억지로 먹이기

"한 숟갈만 더 먹자, 응?"

엄마는 늘 아이가 밥을 잘 먹지 않아 걱정입니다. 어릴 때는 좀 통통해도 괜찮다고 생각합니다. 먹는 대로 힘이 되고 먹는 대로 키가 된다고 생각합니다. 하지만 아이가 식사를 거부할 때는 이유가 있습니다. 엄마는 아이의 적정한 한 끼 식사량을 모를 때가 많습니다. 엄마는 아이가 잘 안 먹는다고 이야기하는데, 아이는 자기에게 맞는 양을 잘 먹고 있는 경우가 대부분입니다. 아이에게 억지로 밥을 먹이게 되면 도리어 식욕 부진, 식적 등의 문제가 생길 수 있습니다.

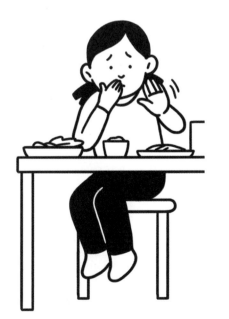

식욕 부진　　식욕 부진은 한의학적 진단으로 보면 비위허약(脾胃虛弱)에서 시작되었을 가능성이 큽니다. 비위허약한 아이들은 변 냄새가 독하고, 자주 토하며 설사를 합니다. 소화를 담당하는 장기들이 허약하여 음식을 먹기도 힘들고 흡수도 잘 안 되어 영양이 부족한 상태가 되고, 성장호르몬의 분비도 낮아질 수밖에 없습니다.

식욕 부진이 있는 아이들은 두 살 이전 모유를 먹는 시기부터 젖을 살 빨지 못하고, 밤에 이유 없이 울거나 보채는 행동을 보입니다. 이때는 소아전문한의원을 찾아 아이의 식욕 부진을 근본적으로 치료하고 관리해주는 것이 좋습니다.

보통 아이가 세 살이 되면 고형식을 시작합니다. 성장 표준에 맞게 자라고 있는 건강한 아이라면 문제가 없지만 소화 장애가 있는 아이는 식욕 부진이 생겨 더욱 밥을 멀리하게 됩니다. 이어 유치원에 들어간 아이는 급식 시간에 억지로 다 먹는 습관까지 강요당하게 됩니다. 아이에게 식욕 부진이 있다면 아이가 억지로 급식을 다 먹지 않도록 교사와 상의해볼 것을 권해 드립니다.

초등학교에 들어간 아이는 급식으로 더욱 다양한 음식을 접하게 됩니다. 소화 능력이 약한 아이는 골고루 먹기가 더 힘들어질뿐더러, 골고루 먹는 것이 오히려 몸에도 안 좋습니다. 이때 가장 좋은 방법은 급식 대신 아이가 잘 먹고 잘 소화할 수 있는 음식만으로 엄마가 도시락을 싸주는 것입니다. 물론 요즘처럼 엄마가 바쁘고 할 일 많은 시절에는 힘든 일이겠지만, 엄마의 도시락으로 초등학교 저학년 동안 다져진 아이의 건강은 아이의 평생을 지탱합니다. 초등학교 고학년 정도만 돼도 대부분 아이가 식욕도 좋아지고 건강해지는 것을 눈으로 확인할 수 있습니다.

이러한 식욕 부진은 아이에 따라 개별적인 접근이 필요하며, 온 가족이 일관성 있는 태도로 참여하여 아이의 식습관이 좋아질 때까지 꾸준히 노력해야 합니다. 화를 내고 야단치기보다는 적절한 식사 태도에 대한 칭찬이 필수입니다. 아이마다 성장 속도가 다르듯이 영양 요구량도 다르며 아이마다 선호하는 음식도 다르다는 점을 이해해야 합니다. 아이가 먹을 수 있는 균형 잡힌 식사를 매끼 다양하게 제공하고, 어른이 강요하는 식사가 아닌 아이가 배고플 때 자연스럽게 먹는 건강한 식사와 간식을 준비해주십시오. 어느새 아이는 스스로 잘 먹고 잘 크는 아이로 자랄 것입니다.

식적
(만성식체증후군)

입 냄새가 심하거나 방귀 냄새와 대변 냄새가 지독한 아이, 음식을 삼키지 못하고 입에 물고만 있는 아이, 배가 자주 아프다는 아이, 밥을 보면 입을 가리고 도망가는 아이들은 식적을 의심해봐야 합니다. 식적이란 체한 것과 비슷한 증후를 보이는데, 먹은 음식이 제대로 소화되지 못하고 체내에 쌓여서 발생하는 질환입니다. 식적이 있는 아이들은 자칫 '식습관이 잘못되어 그렇다.', '편식이 심하다.'는 오해를 받기도 합니다. 식적이 생기면 소화기가 약해져 늘 속이 더부룩하거나 심하면 구역질을 하는 경우도 있습니다. 또한, 쌀, 소고기, 우유 등에 알레르기가 나타나기도 합니다.
식적은 이유식 섭취에서부터 잘못되었을 가능성이 큽니다. 아이의 위장은 어른과 달

어린아이가 체했을 때, 흔히 약국에서 구할 수 있는 약이 바로 '백초시럽'입니다. '백초시럽'은 어린이 소화정장 한방탕으로, 한약입니다. 한의원에서는 아이의 연령에 맞춰 부작용 걱정 없이 안심하고 먹을 수 있고 효과가 좋은 한방소화제를 처방하고 있습니다. 먹는 약 대신 침을 맞는 것만으로도 아이의 소화불량 증상을 완화할 수 있으니, 어린아이에게 약을 먹이는 것이 꺼림칙했던 엄마들은 한의원을 이용하길 권합니다.

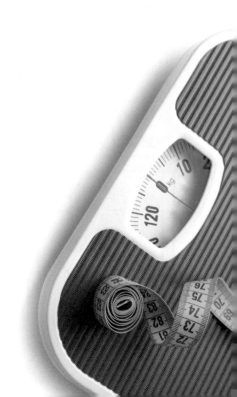

리 소화능력이 떨어집니다. 이유식을 시작할 때는 반드시 단계별로 천천히 정확하게 주는 것이 중요합니다. 소화를 시킬 준비가 충분히 되지 않은 아이에게 무리하게 이유식을 먹이면 아이는 제대로 씹지도 못한 채 음식물을 삼켜버리게 되어 소화장애가 발생합니다.

식적(만성식체증후군)에서 벗어나려면

무엇보다 아이에게 음식을 억지로 먹이지 마세요. 아이의 식사는 어른의 식사와 양, 성분 등 모든 면에서 달라야 합니다. 이미 충분한 양을 섭취했기에 아이 스스로 먹지 않는 것일 수 있습니다. 식사할 때 '빨리 먹어라.', '더 먹어라.', '이거 먹어라.' 등의 말로 재촉하지 않아야 합니다. 또는 '이거 먹으면 OO 해줄게.', '이거 안 먹으면 혼나.', '이거 안 먹으면 OO 안 해줘!' 등 약속을 남발하거나, 강압적인 분위기를 만들지 마세요. 아이가 TV를 보거나 돌아다니면서 먹지 않도록 해야 합니다. 아이가 먹을 수 있는 양만큼만 식사를 준비하고, 아이가 좋아하는 음식을 먹을 수 있도록 도와주어야 합니다. 소화가 잘되는 음식을 준비해주세요. 아이가 밥을 많이 안 먹는다고 해도 식사 시간이 너무 오래 걸리면 그만 먹도록 하여 스스로 적당량의 식사를 적당한 시간 안에 먹는 습관을 가질 수 있도록 해야 합니다.

식사를 잘 못 하는 아이 중에는 예민한 아이가 많습니다. 다양한 스트레스로 인해 소화력이 떨어지면서 식사를 더 못 하기도 하므로, 아이가 즐겁게 식사할 수 있는 분위기를 만들고 스스로 식사를 할 수 있도록 기다려주는 엄마의 여유가 필요합니다.

식적이 있는 아이들은 단순한 소화불량이나 식욕 부진이 아닙니다. 식적은 아이들에게 알레르기 비염, 아토피, 집중력 저하, 식욕 저하, 면역력 저하, 불안, 불면, 신경 예민 등의 원인이 될 수 있으며, 무엇보다 성장을 방해하는 원인이 됩니다. 지금 내아이가 식사를 잘하지 못하는 이유가 식적이라면 적절한 치료와 관리가 필요합니다.

식적(만성식체증후군)의 주요 증상들

☑ 밥 먹는 시간이 불규칙하고 폭식을 합니다

☑ 음식을 입에 물고 있는 등 잘 먹지 않습니다

☑ 음식을 씹지 않고 삼킵니다

☑ 밀가루 음식, 달거나 찬 음식을 많이 먹습니다

☑ 변이 동글동글하게 나옵니다

☑ 잠들 무렵 머리에서 땀이 많이 납니다

☑ 신트림을 자주 합니다

위 증상 중 3개 이상에 해당한다면 식적을 의심해봐야 합니다. 가까운 한의원에 가서 진료를 받아보는 것이 좋습니다.

성장에 중요한 것을
무심코 지나치기

 "애들은 다 땀을 많이 흘리지 않나요?"

아이가 땀을 많이 흘리거나 감기에 자주 걸리면, 어른들은 몸이 약한 아이라서 그렇다는 말을 많이 합니다. 극성스런 엄마가 되는 것은 아닌가 하는 우려에 지나치는 경우도 있고, 몸에 좋다는 건강기능식품을 맹신해 그 효능만 믿고 지나치는 경우도 있습니다. 그러나 만성질환은 생각보다 아이의 성장을 크게 방해하는 요인이 되므로 사소한 질환이라도 조기에 치료에 집중하는 것이 키 크는 비결 중 하나입니다.

잦은 감기　　　　아이가 크는 데 중요한 것 중 하나가 바로 숨쉬기입니다. 이러한 숨쉬기를 방해하는 것이 바로 감기나 알레르기성 비염, 천식 같은 것입니다. 감기를 일 년에 한두 달씩 달고 사는 아이는 당연히 성장이 느립니다. 특히 가장 왕성하게 성장하는 생후 2년 동안 잦은 병치레를 한 아이는 그 당시에 크지 못한 만큼을 보상받기가 쉽지 않습니다. 따라서 이 무렵에 아이가 만성기관지염이나 모세기관지염을 앓고 있다면 조기 완치에 전력을 쏟아야 합니다.

오랜 감기는 기관지뿐 아니라 폐의 기능까지 손상해 몸 전체에 큰 문제를 일으킵니다. 감기가 반복되면 땀을 많이 흘리게 되고 체력이 약해져, 식욕을 잃고 피로를 쉽게 느끼고 만사를 귀찮게 여기면서 짜증을 잘 내게 됩니다. 빈혈, 탈수 현상, 근육 경련, 신경 불안정 등이 발생하기도 합니다. 소아 천식의 경우 야간 기침으로 숙면을 취하지 못하게 되면서 키 성장에 매우 좋지 않은 영향을 미칩니다. 성장기에 깊은 잠을 충분히 자지 못하면 상대적으로 성장호르몬 분비가 적기 때문에 또래보다 키가 작아집니다. 이뿐만 아니라 면역력이 저하된 상태이므로 아토피 피부염이나 비염, 과민성 장염, 다한증 등을 동반하는 경우가 많습니다. 이것들 역시 성장을 저해하는 요인들입니다.

알레르기 비염은 발작적인 재채기, 맑은 콧물, 코막힘 등 독특한 3가지 주증상과 눈을 포함한 코 주위의 가려움이 특징입니다. 합병증으로 부비동염·중이염·인두염 등이 동반될 수 있고, 천식이나 아토피가 같이 나타날 수 있습니다. 비염이나 축농증이 있으면 코가 막혀 자주 깨기 때문에 천식과 마찬가지로 숙면을 방해하게 됩니다.

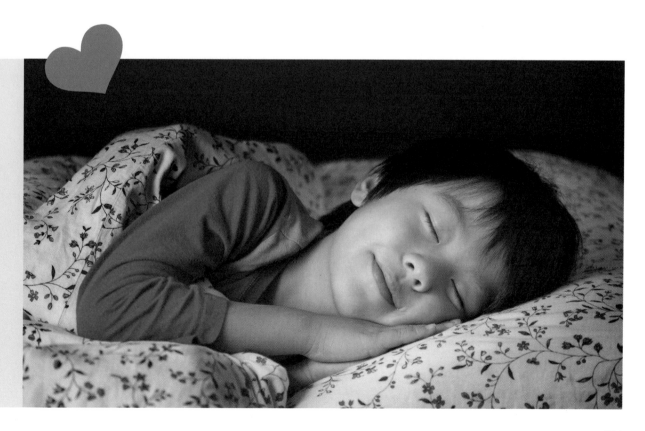

과민성 설사　　　키 작은 아이들을 관찰하면 성장호르몬은 정상이면서
특별한 질병 없이 키만 덜 크는 경우가 적지 않습니다.
그중에는 과민성 설사와 같은 만성 질환이 있는 경우가 많습니다. 한의학적인 진단
으로는 대장허한증(大腸虛寒證)이라고 볼 수 있습니다. 소화를 담당하는 내부 장기
들이 허약하면 음식을 먹기도 힘들고 흡수도 잘 안 되어 영양이 부족한 상태가 되고,
성장호르몬의 분비도 낮아질 수밖에 없습니다.

복부 위쪽이 아프면 위염 증세가 있는 것이고, 배꼽 주변이 아프면 소장에 문제가 있
어 흡수 장애가 있는 것입니다. 배 아랫부분이 아프면 방광과 대장에 이상이 있다는
의미로 바이러스성 장염이나 만성 장염, 변비, 방광염을 의심해볼 수 있습니다.
만성 설사 같은 장 질환은 음식물에서 필요한 물질을 충분히 흡수하지 못하게 해 영
양 결핍과 탈수 증상을 유발합니다. 특히 신생아들의 만성 설사는 성장에 치명적입
니다.

아토피　　　어원의 뜻 그대로 '원인을 알 수 없는 질병'이 바로 아토피입니
다. 그러나 최근에는 다양한 검사 방법으로 어느 정도는 원인이
되는 항원을 찾아서 치료할 수 있는 기본적인 시스템이 만들어지고 있습니다. 알레
르기 3총사로 불리는 알레르기 비염, 아토피, 천식은 아이들의 성장에 위협 요인입
니다. 아토피를 치료하는 일반적인 방법은 알레르기를 일으키는 원인을 확인하고 원
인 물질을 가급적 피하는 것입니다.
하이키한의원의 아토피 치료 장점은 무조건 원인 물질을 피하기만 하는 방법이 아니
라, 우선 부족한 면역 기능을 보충하고, 체질적인 문제를 고려해 처방한다는 점입니다.

**기다리는 것이
좋은 질환**

편도선 비대

초등학교 3~4학년 무렵 편도선이 자주 붓고
아프며 감기에만 걸리면 편도선이 아주 커
지는 아이들이 있습니다. 수술을 권유받기도
하는데, 너무 빨리 결정해서 편도선을 제거
할 필요는 없습니다. 성인이 되면 자연히 크
기가 줄기 때문에 그때
까지 한방 치료 등으로
증세를 완화하며 버티
는 것이 섣부른 편도선
제거보다는 바람직합
니다.

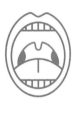

잔소리하기

 "이게 성적이니?"

감수성이 뛰어나고 예민한 아이들은 주변의 말과 행동에 쉽게 영향을 받습니다. 작은 일에도 스트레스를 받고 우울증 지수가 높게 나오기도 합니다. 친구, 학교 적응 문제로 상처받기도 하고, 당연히 사랑받아야 할 엄마에게 질책과 비난을 받게 되면 정신적·신체적 질환에 이르기도 합니다. 아이의 성향을 잘 파악하여 잔소리보다는 적절한 응원과 격려로 아이의 꿈과 행복을 우선시하는 마음가짐을 유지하길 바랍니다. 아이를 가진 사실을 처음 알았을 때, 아이가 건강하게 태어나기만을 바라던 그 마음을 기억하시지요?

수면 장애   수면 장애의 원인은 다양합니다. 가장 흔한 경우는 과도한 스트레스, 예민한 성격을 들 수 있습니다. 또 방과 후 낮잠을 자거나, 알레르기 비염과 야뇨증·천식·야경증(수면 중에 반복적인 공포를 느끼면서 갑작스럽게 잠에서 깨어나는 증상으로 2~6세 어린이에게 자주 보임) 등이 있어도 수면 장애에 시달립니다. 건강한 수면을 못 하면 성장이 늦어지거나 비만이 되기 쉽습니다. 면역기능도 약해지고 집중력이나 기억력이 떨어지며 정서불안도 유발합니다. 공격적인 성향으로 발달할 수도 있습니다.

학업 스트레스　　심리적 스트레스 중에서도 요즘 아이들에게는 학업 스트레스가 가장 클 것입니다. 우리나라 고3 학생의 평균 스트레스 지수는 미국에서 정신과 상담을 받고 있는 환자의 평균 스트레스 지수보다 높게 나타나고 있습니다. 그만큼 우리나라 고3 학생은 정신과 상담을 받아야 할 정도로 심한 스트레스 상태에 놓여 있다고 할 수 있습니다(참고: 양회정, 《맑은 뇌:치료의 새로운 패러다임!》, 북인, 2011.).

문제는 예전에 중고생들에게 주로 생겼던 학업 스트레스가 이제는 초등학생에게도 흔한 증상이 되었다는 점입니다. 성장기 아이들이 학업 스트레스를 받으면 자율신경계에 이상이 오게 되고 성장호르몬 분비도 정상적으로 이뤄지지 못해 키 성장을 막습니다. 최근에는 학업 스트레스로 학기 중에 1cm도 키가 자라지 않는 아이들이 있을 정도입니다. 반복되는 학습과 시험으로 몸과 마음이 피로해진 아이들의 학습능력이 저하되면서 성장에도 영향을 미치는 것입니다. 증세가 심해지면 스트레스성 질환인 불안, 초조, 수면 장애, 두통, 현훈, 건망 등을 유발하고 성장에도 심각한 타격을 입습니다.

이러한 학업 스트레스로 인한 성장 부진에는 스트레스를 해소하는 데 도움이 되는 '귀비탕'이나 '가미소요산'과 같은 한약 처방과 성장치료를 함께 진행하면 좋은 결과가 나타납니다. 성장치료에 총명탕을 배합하여 처방하면 집중력 향상에 도움이 될 수 있어, 키도 크고 공부에도 도움이 됩니다. 현명한 엄마라면 꼭 기억해야 할 방법입니다.

심리적 스트레스　　심리적인 스트레스를 유발하는 지나친 불안감, 공포감, 열악한 가정환경은 성장에도 영향을 미칩니다. 수면 장애가 나타나기도 하고 항상 피곤하고 의욕도 떨어지고 아침에 일어나는 것을 힘들어하게 됩니다. 예로부터 겁이 많고 결단력이 부족한 사람을 두고 '담력이 약하다'라거나 '쓸개가 빠졌다'라고 표현하는데, 한방에서는 이를 심혈허와 담력이 약해진 경우로 보고 '귀비탕'과 '온담탕'을 처방합니다. 두 가지 처방 모두 정신적인 안정과 비위를 건강하게 하는 일석이조의 효과가 있습니다. 특히 요즘처럼 정신적인 스트레스가 많은 아이에게 좋은 치료제라고 할 수 있습니다. 스트레스로 식욕 부진이 생기다가 점차 과민성 설사, 불안·초조·강박증·틱 등 다양한 증상으로 진행되는 경우가 많습니다.

스트레스 척도
(사회 재적응 평가 척도)　　미국의 스트레스 전문가 토마스 홈스(Thomas Homes)와 리처드 라헤(Richard Rahe)는 개인이 일상생활에서 경험하는 스트레스 정도를 측정하고 이로 인해 질병을 일으킬 확률을 예측했습니다. 이들은 〈Thomas Homes, Richard Rahe(1967), 사회 재적응 평가척도(SRRS : Social Readjustment Rating Scale)〉에서 지난 1년간 경험한 각 항목의 횟수에 점수를 곱하여 전체 점수를 합산해내는 방법으로 총점 300점 이상이면 질병을 일으킬 확률이 높다고 밝혔습니다.
우리나라의 생활상을 적용해 변형된 국내 지수 〈한국 스트레스 척도: 홍강의, 정도삼(1982). 사회재적응평가척도 제작: 방법론적 연구, 신경정신의학 1982;21:123-136〉도 있으니 나와 자녀의 스트레스 정도를 확인하는 데에 참고하길 바랍니다.

등위	사건(미국)	영향의 크기	사건(한국)	영향의 크기
1	배우자의 죽음	100	자식의 죽음	74
2	이혼	73	배우자의 죽음	73
3	별거(부부)	65	부모의 죽음	66
4	형무소 복역	63	이혼	63
5	가족의 사망	63	형제·자매의 죽음	60
6	부상이나 질병	53	혼외정사	59
7	결혼	50	별거 후 재결합	54
8	직장에서 파면당함	47	부모의 이혼 및 재혼	53
9	재결합(부부)	45	별거	50
10	은퇴	45	해고, 파면	50
11	가족의 건강상 변화	44	정든 친구의 죽음	50
12	임신	40	결혼	50
13	성적 장애	39	징역	49
14	새로운 가족의 증가	39	결혼약속	44
15	직장의 변경	39	중병, 중상	44
16	재정상태의 변화	38	사업의 일대 재정비	43
17	친한 친구의 사망	37	직업 전환	43
18	직장 내에서 직무의 변화	36	정년퇴직	41
19	부부간 언쟁 수의 변화	35	해외 취업	39
20	1만 달러 이상의 부채	31	태아의 유산	38
21	빚의 청산	30	임신	37
22	직장에서 책임의 변화	29	입학시험, 취직 실패	37
23	자녀의 분가나 출가	29	자식의 분가	36
24	고부간이나 인척과의 불화	29	새 가족원의 등장	36
25	특별한 개인적 성공	28	가족 1명의 외상	35
26	배우자가 일을 시작하거나 그만둠	26	성취	35
27	학교를 시작하거나 마침	26	주택, 사업, 부동산 매입	35
28	생활조건의 변화	25	정치적 신념 변화	35
29	개인습관의 변화	24	시댁, 처가, 친척과의 알력	34
30	상사와의 갈등	23	학업의 시작, 중단	34
31	근무시간이나 조건의 변화	20		
32	주거의 변화	20		
33	학교의 전학	20		
34	오락의 변화	19		
35	교회활동의 변화	19		
36	사회활동의 변화	18		
37	1만 달러 이하의 빚	17		
38	수면습관의 변화	16		
39	가족, 친구들의 변화	15		
40	식사습관의 변화	15		
41	휴가	13		
42	크리스마스	12		
43	사소한 법규의 위반	11		

미국 스트레스
척도 기준

300점 이상

가까운 미래에 질병이
생길 가능성 80%

150~299점

가까운 미래에 질병이
생길 가능성 50%

150점 미만

정상 수준, 낮은
스트레스 단계

살이 찌는 것을 무시하기

"괜찮아, 나중에 다 키로 가고 살은 빠져."

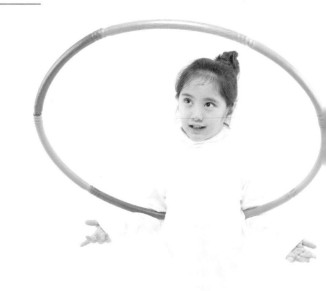

아이가 밥을 잘 먹지 않아 걱정이라는 부모의 아이에게 실제 인바디 체질량 검사 (InBody 전문 기기를 통한 체중, 근육량, BMI, 체지방률, 체지방량, 복부비만도 측정)를 해보면 뜻밖에 비만인 경우가 많습니다. 부모의 눈에는 아이의 살찐 모습도 사랑스럽게 보이게 마련이지만, 아이의 성장에는 좋지 않은 결과를 가져옵니다. 비만은 아이가 어릴수록 예방이 쉽기 때문에, 아이에게 건강한 식습관과 생활습관을 만들어주도록 노력해야 합니다.

체질량지수 BMI
Body Mass Index: kg/㎡

체질량지수는 세계적으로 통용되는 비만도 판정의 기준이며, 대다수 인구 집단에서 체지방량과 상관관계가 높아 체중 및 신장을 이용한 지수 중 가장 널리 사용되는 방법입니다. 국내외 연구 결과를 바탕으로 세계보건기구 아시아태평양 지역과 대한비만학회에서는 과체중의 기준을 체질량지수 23kg/㎡ 이상, 비만의 기준은 체질량지수 25kg/㎡ 이상으로 정의했습니다. 이러한 기준은 우리나라 성인에서 체질량지수에 따른 비만 관련 질환 증가가 체질량지수 25kg/㎡를 시점으로 1.5~2배로 증가하는 데 근거를 두고 있습니다(참고: 대한비만학회, 〈비만치료 지침〉, 2012.).

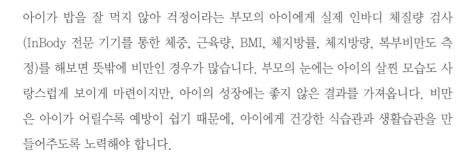

$$체질량지수 = \frac{체중(kg)}{신장의\ 제곱(㎡)}$$

비만도

대한비만협회는 성별, 연령별, 신장별 표준 체중으로 비만도를 계산하여 20% 이상을 비만으로 정의하였고, 이 중에서 20~30%는 경도 비만, 30~50% 중등도 비만, 50% 이상을 고도 비만으로 분류했습니다. 비만도 계산 시 표준 체중은 보건복지부의 〈2007년 소아 청소년 표준 성장도표 중 소아발육 표준치〉를 참고하거나 '신장의 제곱(m^2)×22'로 계산하면 됩니다(참고: 대한비만협회, 〈소아청소년비만의 진단과 치료지침〉, 2009).

$$비만도(\%) = \left\{ \frac{(실측 체중 - 신장별 표준 체중)}{신장별 표준 체중} \right\} \times 100$$

2017 소아 · 청소년 성장도표 신체발육 표준치(남아)

만 나이(개월/세)	체중(kg)	신장(cm)	체질량 지수(kg/m²)
2세	12.2	87.1	16.0
2세 6개월	13.3	91.9	15.8
3세	14.7	96.5	15.9
3세 6개월	15.8	99.8	15.9
4세	16.8	103.1	15.9
4세 6개월	17.9	106.3	15.9
5세	19.0	109.6	15.9
5세 6개월	20.1	112.8	16.0
6세	21.3	115.9	16.0
6세 6개월	22.7	119.0	16.2
7세	24.2	122.1	16.4
8세	27.5	127.9	16.9
9세	31.3	133.4	17.6
10세	35.5	138.8	18.4
11세	40.2	144.7	19.1
12세	45.4	151.4	19.8
13세	50.9	158.6	20.3
14세	56.0	165.0	20.8
15세	60.1	169.2	21.2
16세	63.1	171.4	21.6
17세	65.0	172.6	21.9
18세	66.7	173.6	22.3

2017 소아 · 청소년 성장도표 신체발육 표준치(여아)

만 나이(개월/세)	체중(kg)	신장(cm)	체질량 지수(kg/m²)
2세	11.5	85.7	15.7
2세 6개월	12.7	90.7	15.5
3세	14.2	95.4	15.8
3세 6개월	15.2	98.6	15.7
4세	16.3	101.9	15.7
4세 6개월	17.3	105.1	15.7
5세	18.4	108.4	15.7
5세 6개월	19.5	111.6	15.8
6세	20.7	114.7	15.8
6세 6개월	22.0	117.8	15.9
7세	23.4	120.8	16.1
8세	26.6	126.7	16.6
9세	30.2	132.6	17.2
10세	34.4	139.1	17.8
11세	39.1	145.8	18.5
12세	43.7	151.7	19.1
13세	47.7	155.9	19.7
14세	50.5	158.3	20.3
15세	52.6	159.5	20.8
16세	53.7	160.0	21.0
17세	54.1	160.2	21.1
18세	54.0	160.6	21.0

출처 : 보건복지부 질병관리본부

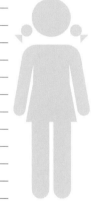

비만 성장은 몸무게와 키를 기준으로 살펴보는 것이 맞습니다. 키는 어느 정도의 체중 증가를 바탕으로, 옆으로 퍼진 다음에 위로 자라는 형태를 취합니다. 조금 통통하다 싶은 아이들이 키가 잘 자라는 이유입니다. 그러나 정도가 지나쳐 과체중, 비만이 되면 오히려 키가 덜 크게 됩니다. 청소년기의 비만은 혈중 콜레스테롤과 지질과산화물 같은 노폐물을 증가시킵니다. 혈관 내 노폐물은 성장판에 유입되는 미세한 혈관에까지 나쁜 영향을 미칩니다. 게다가 키가 크는 데 제일 중요한 하체의 대퇴골, 정강이뼈에도 부담을 주게 됩니다. 더 심각한 문제는 앞서 설명한 것처럼 비만은 성조숙증의 원인이 되기도 합니다.

소아 · 청소년기 비만의 예방과 치료

❶ **일상생활에서 부지런히 움직인다.**
계단으로 올라가기, 학교나 학원에서 빠르게 걸어가기, 텔레비전 시청 시 제자리 걷기나 스트레칭 하기, 심부름하기, 틈만 나면 몸을 부지런히 움직이기, 밥 먹고 바로 눕지 않기, 누워서 텔레비전 보지 않기, 식탁에서만 먹기 등이다.

❷ **매일 30~60분 이상 활동한다.**
운동은 이상적으로는 매일 60분 이상 해야 하지만 따로 시간 내기가 어려울 때는 10~15분씩, 2~3회 이상 일과 중에 틈틈이 운동한다.

❸ **텔레비전 시청과 컴퓨터 사용시간을 2시간 이하로 줄인다.**

❹ **가족이 함께하는 즐거운 운동을 계획한다.**

❺ **고지방·고탄수화물 음식을 제한한다.**
통곡물, 살코기를 선택하며, 달콤한 탄산음료나 과일 향 음료보다는 물과 저지방 우유를 마신다.

❻ **식사 때가 되어서 먹는 것이 아니라 배고플 때 천천히 먹는다.**

❼ **식사는 가족과 함께 즐겁게 천천히, 여러 종류의 식품을 골고루 먹는다.**

소아비만 판정을 받은 아이의 경우, 식사조절과 운동 등으로 체중 관리를 철저하게 해야 합니다. 고탄수화물이나 고지방, 당류 섭취와 같은 영양 과잉을 줄여야 하며, 비타민과 미네랄 결핍 상태가 함께 나타나기도 하므로 비타민제나 칼슘제 등의 처방이 필요합니다. 자극적인 고칼로리 음식만 먹다가 주지 않으면 아이가 밥을 먹지 않는 경우도 발생하므로 의사와 상담해 식습관을 개선해야 합니다.

비만 연관 질환   비만으로 인한 연관 질환은 관상동맥질환, 뇌졸중, 고혈압, 대장암, 폐경기 후 유방암, 2형 당뇨, 담낭 질환, 골관절염, 이상지질혈증입니다. 소아·청소년기 비만이었던 성인에서는 이러한 합병증이 더 일찍 나타날 수 있습니다. 비만한 소아·청소년에서 이미 대사위험인자의 이상이 나타나고 있으며 이러한 이상이 성인이 되어서도 이어집니다. 비만은 학업이나 사회적, 정신적인 문제를 일으 킬 수 있는데, 수학 점수 저하, 독해력 저하, 외로움, 불안, 슬픔 등의 내재화 행동문제를 일으킬 수 있습니다.(참고: 서정완, 〈소아청소년 비만〉, Korean journal of pediatrics v.52 No.12, pp.1311-1320, 2009.).

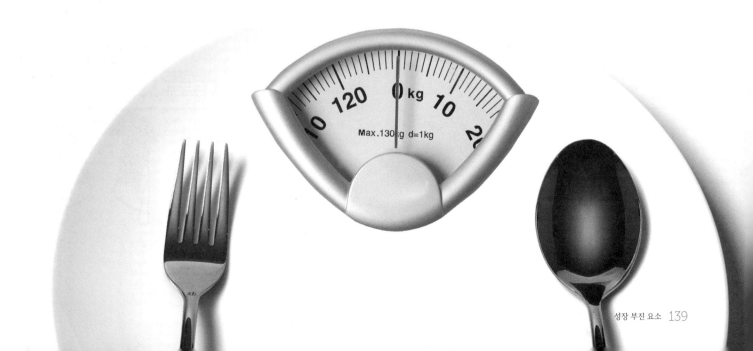

스마트폰 과다
사용을 방치하기

"친구랑 뛰어놀라니까, 게임한다고?"

TV, 컴퓨터, 스마트폰, VR기기 등 아이를 유혹하는 매체는 점점 늘어나고 있습니다. 스마트폰 중독만도 무서운데 말입니다. 놀이터에서도 스마트폰만 들고 있는 아이들이 태반입니다. 이쯤 되면 우는 아이에게 스마트폰으로 동영상을 보여주며 달랬던 엄마는 자신의 선택에 스스로 가슴을 칠 상황입니다. 특히 성장기 아이들에게는 중독의 문제뿐 아니라 학교 수업, 방과 후 학원 등으로 가뜩이나 부족한 운동 시간이 이러한 매체들 때문에 더 줄어들게 된다는 문제가 생깁니다. 이제라도 아이의 손을 끌고 학원이 아닌 밖으로 나가 햇볕을 쬐어주어야 합니다.

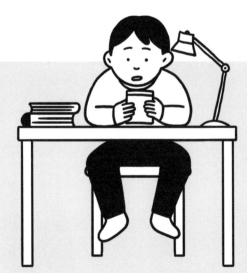

스마트폰 과다 사용의 부작용

수면 장애 스마트폰 불빛인 블루라이트가 수면유도 호르몬(멜라토닌) 분비를 억제

디지털 격리 증후군(Digital Isolated Syndrome) 스마트폰으로 소통할 때는 편하지만, 친구와 직접 만나면 잘 어울리지 못하며 어색해하는 상태

팝콘브레인(popcorn Brain) 팝콘이 터지듯 크고 강렬한 자극에만 뇌가 반응하는 현상

영유아 스마트폰증후군(Toddler Smartphone Syndreome)
6세 미만의 아이가 스마트폰의 동영상, 게임 등 지속적인 자극에 오랜 시간 노출되어 우뇌가 발달해야 하는 시기에 좌뇌가 과도하게 발달하여 좌우 뇌의 균형이 깨지는 것. ADHD(주의력결핍 과잉행동장애), 틱장애, 발달장애 등으로 이어질 수 있음

거북목 예방을 위한 좋은 습관들

✓ 스트레칭을 자주 해준다

✓ 스마트폰과 컴퓨터는 장시간 같은
자세로 사용하지 않기(1시간 사용 후
5~10분 정도 휴식을 취하기)

✓ 모니터를 눈높이에 맞춰서 사용하기

✓ 어깨를 뒤로 젖히고 가슴 펴기

✓ 허리와 등을 꼿꼿하게 펴고 앉기

**거북목증후군
(일자목증후군)**

목이 뻐근하고 어깨가 결리며 통증을 유발하는 거북목증후군은 앉아서 작업하는 시간이 많은 직장인, 스마트폰을 장시간 사용하는 젊은 세대에서 주로 나타나는 증상입니다. 최근에는 컴퓨터 게임이나 장시간 TV를 시청하는 성장기 아이에게도 나타나 문제입니다.

장시간 고개를 숙이고 스마트폰을 보는 습관은 목 건강에 치명적입니다. 목은 총 7개의 뼈로 구성돼 있으며 하중을 견디고 충격을 완화하기 위해 C자 형태를 이루고 있습니다. 미국 뉴욕의 척추전문 의사인 케네투 한스라이 교수팀이 〈국제외과기술 저널(Surgical Technology International)〉에 보고한 연구 결과 스마트폰을 사용할 때 고개를 숙이는 각도에 따라 6~7세 아이를 목에 얹고 있는 것과 비슷한 27kg의 하중이 목에 가해지는 것으로 나타났습니다. 30도를 숙이면 18kg, 45도일 경우에는 22kg의 부담이 더해지는 것으로 추정됩니다. 일반 성인이 고개를 들고 있을 때 경추에 가해지는 압력의 무게는 4~5kg 정도라고 합니다.

거북목 상태가 계속 지속되면 뒤통수 아래 신경이 머리뼈와 목뼈 사이에 눌려서 두통이 생길 수 있고 이러한 통증은 수면을 방해해서 쉽게 피로를 느끼는 등 아이의 일상생활은 물론 성장을 방해합니다.

척추측만증

척추측만증(脊柱側彎症, scoliosis)은 척추가 'C자형'이나 'S자형'으로 휘어져서 몸이 좌우로 기울거나 돌아가 변형되는 증상입니다. 척추측만증은 키가 크면서 증상이 심해질 수 있으며, 성장이 멈춘 경우에는 더 나빠지지 않습니다. 그러므로 2차 성장기인 초등학교 4~5학년부터 중학교 3학년까지의 연령대에서 척추측만증이 발견된 경우, 치료의 대상이 되며 성장 기간이 많이 남아 있을수록, 처음 발견된 측만의 각도가 클수록 적극적으로 치료해야 합니다. 주로 이 시기에 학교 검진이 이루어지며, 조기 발견이 중요합니다. 아이의 등이 90도로 구부린 자세에서 비대칭이라면 전문가를 찾아보는 것이 좋습니다. 척추측만증도 바른 자세와 적당한 운동이 치료에 도움이 됩니다. 하이키한의원도 아이들의 바른 성장을 위한 체형 교정 운동을 제공하고 있습니다.

밥
한 그릇에도
엄마 마음을
담아요

Part.6

약이 되는
밥물 레시피

성장은 건강한 체력이 바탕입니다.
평소에도 건강을 챙기는 습관은 중요합니다.
개인의 체질에 맞는 건강 차를 즐겨 마시는 것도
평소에 건강을 챙기는 좋은 방법 중 하나입니다.
밥물 레시피에서는
아직 건강 차가 익숙하지 않은 아이들을 위해
밥물로 이용할 수 있는 한방 재료들을 알려드립니다.
즉각적인 효과가 있는 한약과는 다르다는 사실을
유념하여 활용해 주시길 바랍니다.

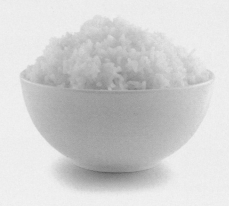

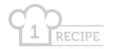

장에 좋은 밥물 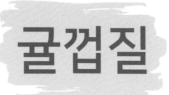굴껍질

재료

✓ 물 ················· 1.5L
✓ 말린 굴껍질 ········ 20g(한 손에 쥐어질 정도)

만드는 순서

1 말린 굴껍질을 준비한다.

2 물과 함께 끓여내어 거른 후 냉장고에서 차갑게
   보관한다.(한 번 준비에 2~3일분을 넘지 않도록 한다.)

3 쌀을 처음 씻을 때와 쌀을 안칠 때 1, 2와 같이 준비한
   밥물을 부어 사용한다.

굴껍질, 집에서 손질하는 법

1 껍질을 이용하므로 되도록 유기농 굴을 준비한다.

2 굴을 베이킹소다로 깨끗이 닦아준다.

3 굴껍질을 벗겨 적당히 잘라준다.

4 건조기나 오븐, 햇볕을 이용해 말린다. 바싹 말려
   이용해도 좋고 수분기만 없애도 무관하다.

Tip **굴껍질을 뜨거운 물에 살짝 데쳐 말리면
      모양도 예쁘고 농약도 제거하는 효과가
      있다.**

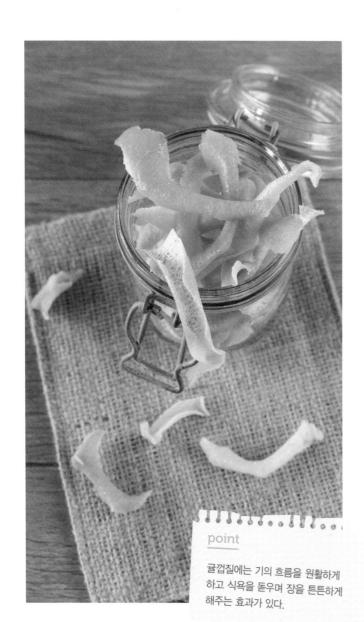

point

굴껍질에는 기의 흐름을 원활하게
하고 식욕을 돋우며 장을 튼튼하게
해주는 효과가 있다.

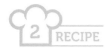

감기 · 비염 완화에 좋은 밥물

대추+계피

재료

✓ 물 1.5L

✓ 말린 대추 5개

✓ 계피 .... 1개(5g)

만드는 순서

1 대추와 계피를 넣고 약한 불에서 40분간 끓인다.

2 한 번 거른 후 냉장고에서 차갑게 보관한다.
(한 번 준비에 2~3일분을 넘지 않도록 한다.)

3 쌀을 처음 씻을 때와 쌀을 안칠 때 1, 2와 같이 준비한 밥물을 부어 사용한다.

Tip 대추+계피는 밥물로 따로 끓일 필요 없이 쌀을 안칠 때 소량을 함께 넣었다가 밥이 다 되면 빼내는 방식으로 이용해도 좋다.

point

대추와 계피에는 몸을 따뜻하게 하는 성질이 있으며, 특히 계피를 끓인 물은 비염을 완화하는 데 도움이 된다.
(참고 : 《약이 되는 음식》, 삼성출판사, 2005.)

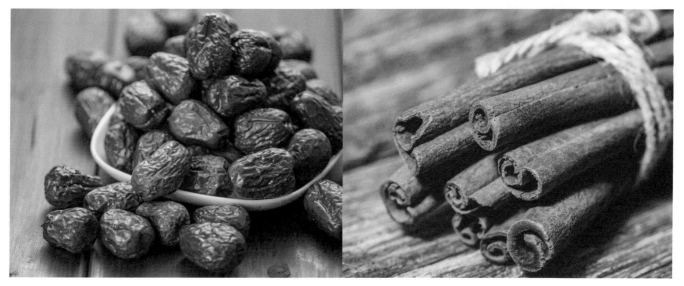

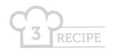
식은땀 흘리는 아이에게 좋은 밥물 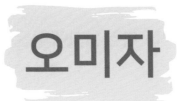 오미자

재료

✓ 물 1.5L
✓ 말린 오미자 .... 2~30g(한 손에 쥐어질 정도)

만드는 순서

1 말린 오미자를 깨끗한 물에 씻어 준비한다.

2 준비한 물에 말린 오미자를 넣고 하루 정도 우려낸다.

3 오미자 우린 물을 냉장고에서 차갑게 보관한다.

4 쌀을 처음 씻을 때와 쌀을 안칠 때 1, 2, 3과 같이
준비한 밥물을 부어 사용한다.

Tip 말린 오미자를 은근하게 끓여서 식힌 후
사용해도 무관하나, 이때는 농도가 진해
밥에서 떫은맛이 날 수 있으니 주의한다.

point

오미자는 식은땀을 줄여주고 갈증을
해소하는 효과뿐 아니라, 탁한 공기로
인한 기관지 질환에도 효과가 있다.

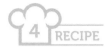
키 성장에 좋은 밥물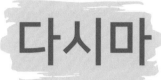

다시마

재료

✓ 물 ···················· 1.0L
✓ 다시마 ··············· 30g(10X10cm 10장 정도)

만드는 순서

1 준비한 물에 다시마를 넣고 실온에서 10시간 정도 우린다.

2 다시마를 거른 후 냉장고에서 차갑게 보관한다.
(한 번 준비에 2~3일분을 넘지 않도록 한다.)

3 쌀을 처음 씻을 때와 쌀을 안칠 때 1, 2와 같이 준비한 밥물을 부어 사용한다.

다시마 고르는 법

1 포장이 파손되거나 내용물이 부서진 것은 피한다.

2 흰색 물질이 생긴 것은 저장 기간이 오래된 것으로 품질이 떨어지므로 피한다.

3 흑록색 또는 흑갈색의 고유한 색을 가지고 있고 고유의 향미가 나는, 바삭바삭한 것을 사용한다.
출처 : 《주요 식재료 검수 도감》, 식품의약품안전처, 2009.

Tip 건져낸 다시마는 버리지 말고 감자, 표고버섯 등과 함께 조림에 이용해도 맛이 좋다.

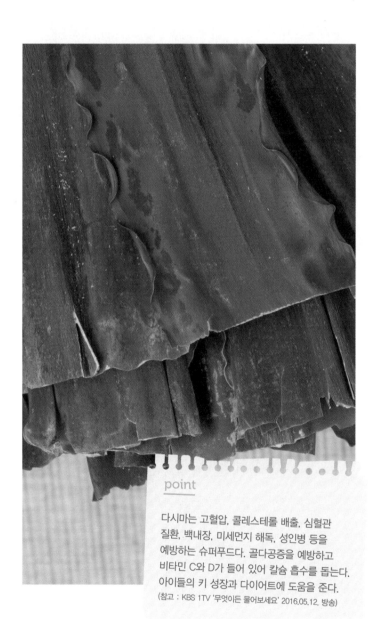

point

다시마는 고혈압, 콜레스테롤 배출, 심혈관 질환, 백내장, 미세먼지 해독, 성인병 등을 예방하는 슈퍼푸드. 골다공증을 예방하고 비타민 C와 D가 들어 있어 칼슘 흡수를 돕는다. 아이들의 키 성장과 다이어트에 도움을 준다.
(참고 : KBS 1TV '무엇이든 물어보세요' 2016.05.12. 방송)

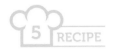
신경 안정에 좋은 밥물 **감초**

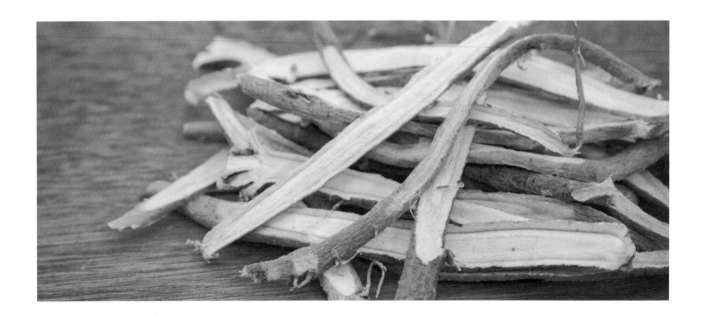

재료

✔ 물 ························· 3.0L
✔ 감초 ······················ 5g

만드는 순서

1 감초에 물을 붓고 약한 불로 은근히 오래 달인다.

2 한 번 거른 후 냉장고에서 차갑게 보관한다.
(한 번 준비에 2~3일분을 넘지 않도록 한다.)

3 쌀을 처음 씻을 때와 쌀을 안칠 때 1, 2와 같이 준비한
밥물을 부어 사용한다.

Tip 일반적으로 감초는 소량만 짧은 기간에
사용한다. 과다 사용하거나 오랜 기간
사용하면 혈압상승 등의 부작용이 나타날 수
있다. 밥물로 이용할 때 농도가 진하면 물을
충분히 더해준다.

point

감초에는 글루쿠론산이 들어 있어 장을 조절하여
대사를 원활하게 하고 신경을 안정시키는 효과가
있다. 위궤양, 노이로제에 효과적이고 통증과
경련을 완화하는 효과도 있다.

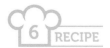
성조숙증 예방에 좋은 밥물 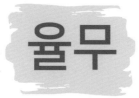 **율무**

재료

✓ 물 ·· 3.0L
✓ 율무 ·· 5g

만드는 순서

1 율무를 흐르는 물에 여러 번 헹군다.

2 체에 걸러 센 불에서 약한 불로 조절해가며 갈색빛이
돌 때까지 볶는다.

3 율무에 물을 붓고 센 불로 끓인다.

4 물이 끓으면 약한 불로 30분 정도 더 끓인다.

5 한 번 거른 후 냉장고에서 차갑게 보관한다.
(한 번 준비에 2~3일분을 넘지 않도록 한다.)

6 쌀을 처음 씻을 때와 쌀을 안칠 때 1~5와 같이 준비한
밥물을 부어 사용한다.

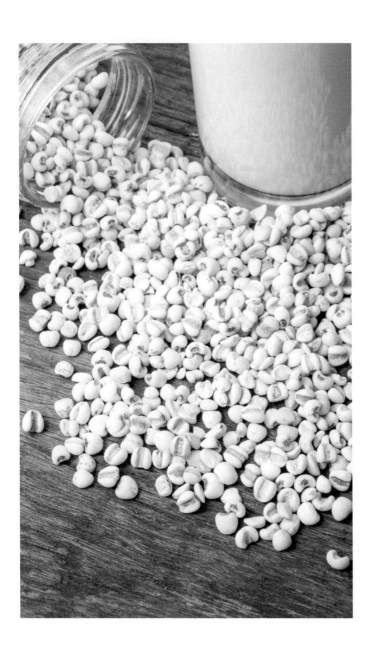

Tip 율무는 쌀에 섞어 잡곡밥으로 섭취하는 것이 더
효과적이다. 하지만 잡곡을 잘 소화하지 못하는
아이라면 율무를 밥물로 활용해 미량 섭취하게
하여 소화에 무리를 주지 않도록 한다.

point

율무는 성호르몬 분비 조절에 도움이
되어 성조숙증을 예방하는 효과가 있다.
또한, 영양소가 풍부하여 신진대사를
원활하게 해준다.

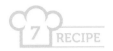

숙면에 좋은 밥물 **둥굴레**

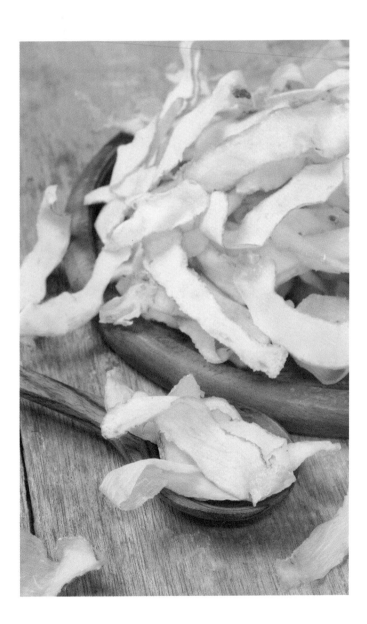

재료

✓ 물 ·· 3.0L
✓ 둥글레 ······································ 10g

만드는 순서

1 말린 둥굴레를 준비한다.

2 물과 함께 약한 불에서 20분 정도 달인다.

3 둥굴레를 체로 거른 후 냉장고에서 차갑게 보관한다.
(한 번 준비에 2~3일분을 넘지 않도록 한다.)

4 쌀을 처음 씻을 때와 쌀을 안칠 때 1, 2, 3과 같이
준비한 밥물을 부어 사용한다.

Tip **둥굴레는 차가운 성질을 지니고 있어 위장이
약하거나 속이 차가운 사람과 맞지 않는다.
설사, 속 쓰림과 같은 증상이 나타날 수 있다.**

point

둥굴레는 중추신경계를 진정시키는
효과가 있어 피로를 풀어준다. 졸음을
유발하므로 둥굴레는 숙면을 취하는 데
도움이 된다.

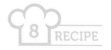

8 RECIPE

식욕 없는 아이에게 좋은 밥물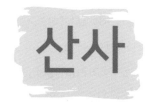

산사

✓ 물 ································ 3.0L
✓ 말린 산사 ························ 5g

1 말린 산사를 준비한다.

2 물이 조금 데워졌다 싶을 때 산사를 넣고 약한 불에서 은근하게 30분 정도 달인다.

3 산사를 체로 거른 후 냉장고에서 차갑게 보관한다.
(한 번 준비에 2~3일분을 넘지 않도록 한다.)

4 쌀을 처음 씻을 때와 쌀을 안칠 때 1, 2, 3과 같이 준비한 밥물을 부어 사용한다.

Tip 산사는 신맛이 강해 위염, 위산과다, 위궤양 질환이 있다면 장기복용을 피해야 한다.

point

산사는 비위를 따뜻하게 하고 소화를 촉진하는 천연 한방 소화제다. 《본초강목》은 "산사는 음식을 소화시키고 육적(고기에 체한 것)과 담음(늑막염), 체혈통(어혈)을 없앤다. 두통을 없애고, 뿌리는 적취(일정한 병명 없이 배 속에 덩이가 생겨 아픈 증상)를 다스리고 반위(구토)를 치료한다."고 전한다.

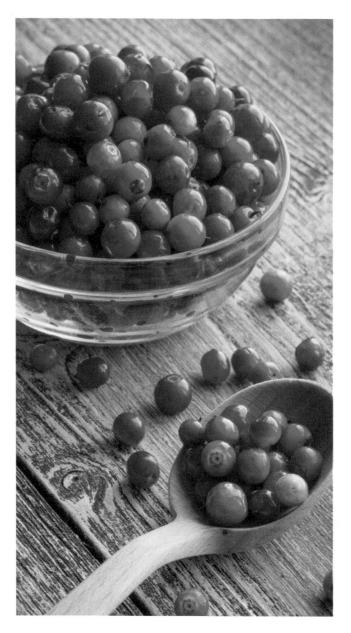

키 성장도
어릴 때부터
습관으로
만들 수 있어요

Part. 7

하루에 1번!

우리 아이
키 성장 체조

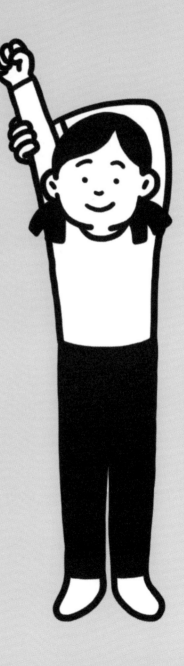

우리 아이가 혹시 스마트폰 게임을 하거나 TV를 보다가
늦게 잠드는 일은 없는지 살펴봐주십시오.
키 성장은 아이의 건강한 생활 습관으로 완성됩니다.
하루에 1번 10분 체조는 몸을 유연하게 하고
성장판을 자극해 아이가 잘 클 수 있도록 도와줍니다.

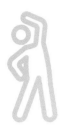

잠자기 10분 전!
우리 아이 키 성장 체조

STEP 1.
HOW TO

서서 몸 늘려주기
(10초 유지)

1 어깨 너비로 다리를 벌린다.
2 손깍지를 끼고 최대한 위로 올린다.
3 몸을 최대한 위로 당겨 하늘을
   바라보도록 고개를 위로 올린다.

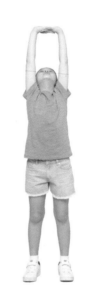

STEP 2.
HOW TO

옆구리 양쪽으로
늘려주기(10초씩)

1 [STEP 1]번 동작에서 최대한 옆으로
   옆구리를 늘여준다.

* 골반이 반대쪽으로 빠지지 않도록 한다.

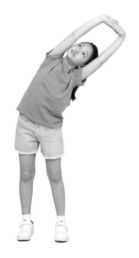
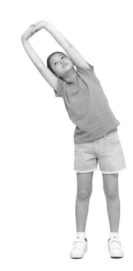

허벅지 안쪽 스트레칭
(20초X5세트)

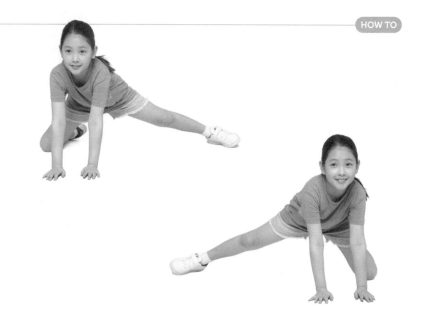

1 무릎을 꿇고 몸을 수직 상태로 유지한다.

2 한 발씩 다리를 펴주면서 허벅지 안쪽이
   당기도록 한다.

HOW TO

허벅지 앞, 골반 스트레칭
(20초x5세트)

HOW TO

1 한쪽 다리를 한 걸음 앞으로 내밀어
   직각이 되도록 다리를 구부려서 앉는다.

2 반대쪽 다리를 뒤로 빼서 허벅지 앞쪽이
   당기도록 한다.

* 이때 앞다리를 너무 많이 굽히지 않고
   직각이 유지되도록 한다.

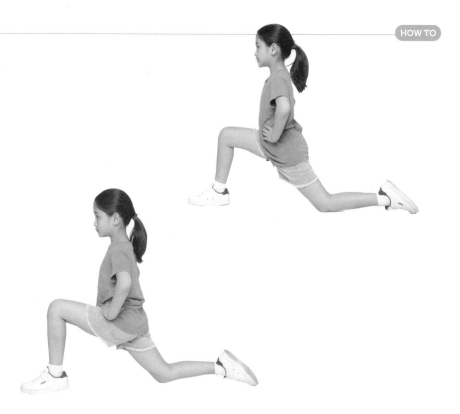

STEP 5.

HOW TO

허리 골반 스트레칭

(20초X5세트)

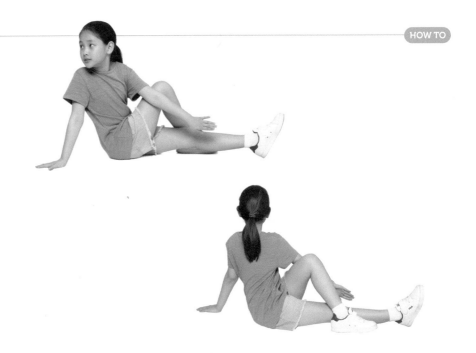

1 다리를 펴고 앉는다.

2 한쪽 다리를 구부려 반대쪽 무릎
옆에 두고 반대쪽 팔은 무릎 안쪽에
두어 허리가 돌아가도록 한다.

STEP 6.

HOW TO

엉덩이 스트레칭

(20초X5세트)

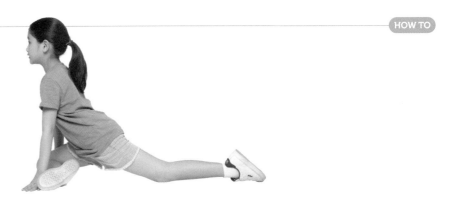

1 한쪽 다리를 구부리고 뒤쪽에 다리는
쭉 편 채 제자리에 앉는다.

* 앞다리는 최대한 45°를 유지한다.

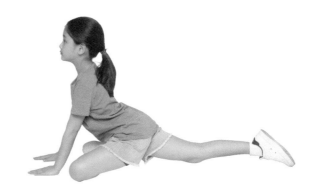

STEP 7.

등 대고 누워서 다리 위로
올리기 (허벅지 뒤 스트레칭)
(20초X5세트)

HOW TO

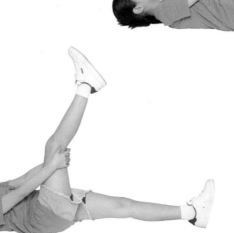

1 등을 대고 편안히 누운 상태에서 한쪽 다리의
무릎 안쪽을 잡는다.

2 다리를 최대한 펴는 느낌으로 허벅지 뒤쪽과
무릎 안쪽을 당겨준다.

STEP 8.

응용 자세

HOW TO

1 [STEP 7] 자세에서 발가락 쪽에
수건을 걸어준다.

2 수건을 종아리가 땅기는 느낌이
있도록 최대한 몸 쪽으로 당겨준다.

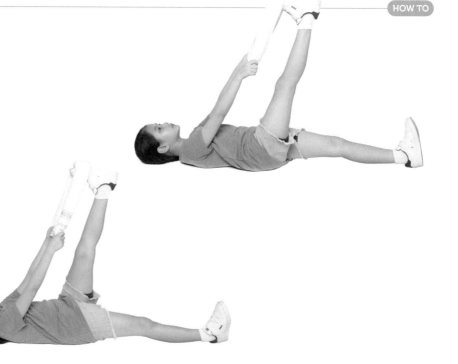

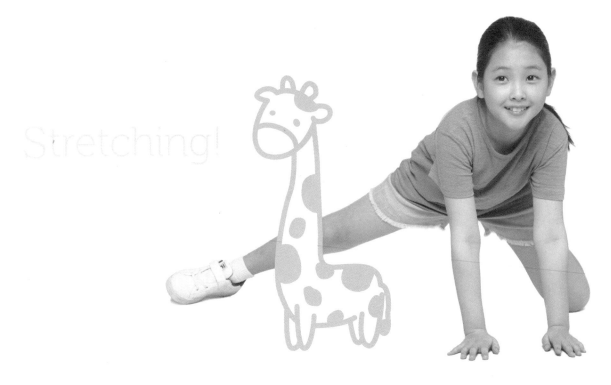

Stretching!

STEP 9.

HOW TO

허리 위로 올리기
(허리, 엉덩이 운동) (1회X10세트)

1 등을 대고 편안히 누운 상태에서 다리를 굽힌다.
이때 다리는 어깨 너비로 벌려준다.

2 허리에 힘이 들어가도록 엉덩이를 위로 천천히
올려준다.(3초간 유지)

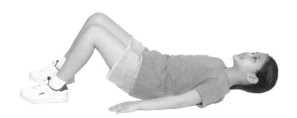

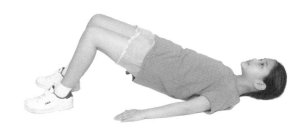

팔다리 교차 운동 (1회X10세트)

1 양팔, 양다리를 직각이 되도록 한다.

2 왼쪽 팔, 오른쪽 다리를 '1' 자가 되도록 올려준다.

3 오른쪽 팔, 왼쪽 다리를 '1' 자가 되도록 올려준다.

* 골반과 허리가 흔들리지 않도록 '1' 자를 유지한다.(3초간 유지)

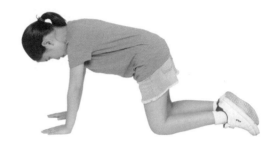

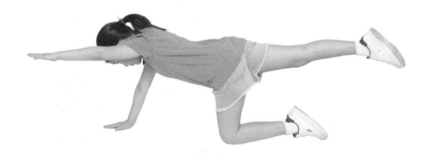

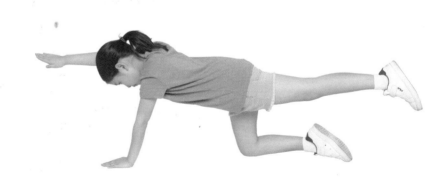

근육이 뭉칠수록
키 성장의 기회도
놓치게 돼요

Part. 8

숨겨진 키를 찾아주는 키 성장 마사지

엄마가 도와줄 수 있는 키 성장 관리에는
먹는 것과 운동 외에도 성장 마사지가 있습니다.
성장 마사지는 혈액순환을 원활하게 하고
성장 혈을 자극해 성장에 도움을 줍니다.
또한, 성장기에는 신체 활동이 늘어
대퇴부와 종아리 근육이 단단하게 뭉치는 일이 있습니다.
뭉친 근육은 성장을 방해하기 때문에,
이때 성장 마사지를 실시해 근육을 부드럽게 해주는 것은
키 성장에 중요한 노하우입니다.

저녁마다 1번
우리 아이 키 성장 마사지

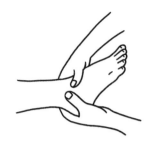

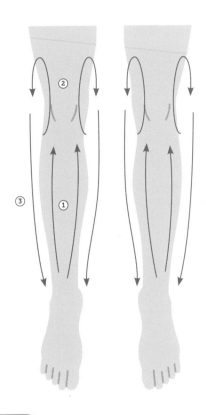

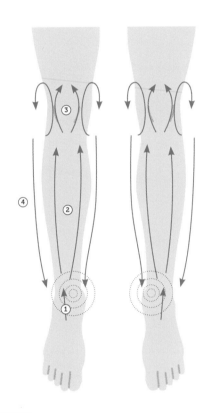

1 로션이나 오일을 500원 동전 크기만큼 손에
   덜어 다리에 고루 바른다.

2 양다리를 모아 곧게 펴고 손바닥으로 발목부터
   무릎까지 쓸어 올려준다.

3 손바닥이 무릎을 지나기 전, 원을 그리며 양손을
   교차하여 다리 바깥쪽을 스치듯 손을 내려준다.

1 발목 혈 자리를 3~5초 동안 지그시 눌러준다.
   너무 강한 힘을 주지 않도록 주의한다.

2 뼈 옆쪽 혈 자리를 따라 발목부터 무릎까지
   손바닥으로 쓸어 올려준다.

3 무릎에서 원을 그리며 스치듯 내려준다.

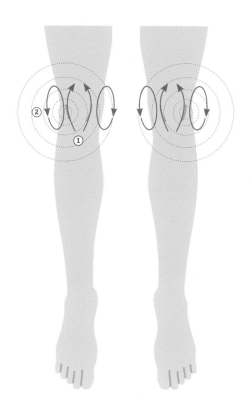

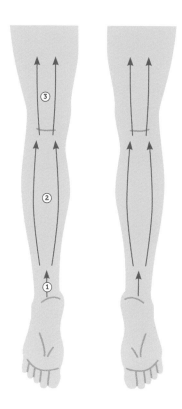

HOW TO

1 성장 혈 자리를 눌러 자극해준다.
   (Book 1 - 99page 성장 혈 자리 참조)

2 무릎뼈를 엄지손가락으로 동그란 공을 감싸듯
   부드럽게 회전하며 마사지한다.

HOW TO

1 엎드리게 한 후, 발목 뒤쪽 아킬레스건을 엄지와
   검지로 자극한다. 너무 강한 힘을 주지 않도록
   주의한다.

2 종아리, 허벅지 근육을 일직선으로 쓸어
   올려준다.

하이키

키와 성조숙증에 대한 명쾌한 해답

초판 1쇄 발행 2017년 4월 21일
개정판 1쇄 발행 2020년 7월 1일
2차 개정판 1쇄 발행 2024년 7월 5일

지은이 박승찬 이재준
발행인 박승찬
발행처 애플씨드

기획 박승찬
편집 박승찬
본문디자인 GLOW
표지디자인 육일구디자인
일러스트 오비
마케팅 고우 정진호 황승빈
CTP출력 인쇄 제본 (주)성신미디어

출판사 등록일 2021년 8월 31일 (제2022-000065호)

이메일 appleseedbook@naver.com
블로그 https://blog.naver.com/appleseed_
페이스북 https://www.facebook.com/AppleSeedBook
인스타그램 https://www.instagram.com/appleseed_book/

ISBN 979 - 11 - 986136 - 3 - 9   13510

애플씨드에서는 '한 걸음을 내딛는 용기'를 북돋는 소중한 원고를 기다립니다.
appleseedbook@naver.com